DES EFFETS PHYSIOLOGIQUES

ET DES

APPLICATIONS THÉRAPEUTIQUES

DE

L'HYDRATE DE CHLORAL

PAR

AUGUSTE ROUQUETTE

DOCTEUR EN MÉDECINE

Lauréat de la faculté de médecine de Montpellier ; ex-médecin aide-major de l'hôpital militaire de Lyon et des ambulances divisionnaires ; ex-interne auxiliaire des hôpitaux civils de Lyon ; ex-élève de l'école pratique de physique et chimie de la faculté de médecine de Montpellier.

NIMES

IMPRIMERIE CLAVEL-BALLIVET ET Cie

12, rue Pradier, 12

1871

A MON PÈRE ET A MA MÈRE

A MES PARENTS

A MES AMIS

A MES MAITRES.

A. ROUQUETTE.

AVANT-PROPOS.

Après les nombreux travaux publiés sur le chloral, et les savantes discussions soulevées dans les académies sur ses propriétés et son mode d'action, j'ai hésité un instant avant de m'engager dans l'étude de ce médicament. Ce sujet semble en effet, au premier abord, complètement épuisé. Mais la lecture des diverses publications montre qu'il n'en est rien; qu'au contraire, les opinions sont encore incertaines et flottantes sur bien des points. Tandis que pour les uns il agit en se transformant en chloroforme, pour les autres il traverse l'économie sans se décomposer. Pour certains, il a une action anesthésique incontestable; pour d'autres, loin de diminuer la sensibilité, il provoque au contraire de l'hyperesthésie. Enfin, quelques auteurs en font une véritable panacée; quelques autres le regardent comme un médicament de peu de valeur et dont l'usage est dangereux.

Examiner ces diverses opinions, rechercher ce que chacune présente de vrai ou de faux; indiquer, d'après cette étude, ce qui est acquis à la science et ce qui ne l'est pas encore; relater enfin quelques nouveaux faits venant à l'appui de ce que j'avance, telle est la pensée qui m'a dirigé dans ce travail.

Je diviserai mon mémoire en deux parties. Dans la première, après avoir fait l'historique de l'hydrate de chloral, dit quelques mots sur ses propriétés physico-chimiques, j'étudierai ses effets physiologiques, tant locaux que généraux, son mode d'action et d'élimination; je parlerai ensuite brièvement des substances que l'on peut regarder comme ses auxiliaires ou comme ses antagonistes.

Dans la seconde partie, j'étudierai les applications de l'hydrate de chloral au traitement de diverses maladies; j'examinerai ensuite dans quelles circonstances se sont produits les accidents qu'on lui attribue, et tâcherai de tirer de cette étude quelques contre-indications de ce médicament. Je terminerai en indiquant ses divers modes d'administration et les doses auxquelles on le donne, et en relatant quelques observations qui prouvent ses bons effets dans certaines maladies.

DES EFFETS PHYSIOLOGIQUES

DE

L'HYDRATE DE CHLORAL

PREMIÈRE PARTIE

CHAPITRE PREMIER

Historique.

Découvert en 1832 par Liebig, le chloral n'avait, jusqu'à ces dernières années, reçu aucune application. On l'avait étudié avec beaucoup de soin au point de vue de ses propriétés physiques et chimiques. Dumas, le premier, avait posé sa formule; Regnault, Stœdeler, Kopp et Wurtz, avaient contribué à le faire connaître; mais on ignorait encore complètement ses usages. C'est en se fondant sur la transformation, au contact des alcalis, du chloral en acide formique et en chloroforme, que Liebreich a expérimenté et a légué à la science un nouvel agent thérapeutique. Guidé par cette idée, qu'au contact des substances alcalines du sang, le chloral devait se transformer, comme au contact des autres alcalis, en acide formique et en chloroforme et, comme ce dernier, amener le sommeil et l'anesthésie, Liebreich, assistant de chimie au laboratoire de pathologie de Berlin, fit avec cette substance des expériences sur les animaux. Le 22 juin 1869, il présenta à l'Académie des sciences de Berlin, le résultat de ses premières recherches physiologiques sur le chloral. Ses expériences avaient complètement réalisé les vues de son esprit. Elles avaient été faites sur des grenouilles d'abord, puis sur des lapins et sur des chiens. Chez les grenouilles, il avait constaté trois effets successifs en rapport avec les doses : d'abord la période de sommeil, puis la période d'anesthésie, et enfin la mort, produite par la paralysie du cœur. La même action s'était manifestée sur des lapins et sur des chiens. Mais, chez les lapins, il avait remarqué que, tandis que tout le reste du corps était insensible à la cautérisation, les orcilles et les pattes conservaient leur sensibilité, et, lorsqu'on les pinçait, déterminaient des mouvements réflexes. (Ce fait est particulier aux lapins.) Liebreich explique l'absence d'excitation par la formation lente de chloroforme dans l'intérieur de l'organisme. Il répéta ses expériences sur l'homme et obtint le sommeil, mais avec anesthésie incomplète. La conclusion du mémoire de Liebreich est que l'effet du chloral survient avec une grande précision 10 à 15 minutes après l'ingestion, et ne s'accompagne d'aucun phénomène fâcheux, comme l'effet de la morphine, par exemple.

De tels faits ne pouvaient manquer d'avoir un grand retentissement dans tout le monde médical, et de stimuler le zèle des expérimentateurs.

En Allemagne. Meyer, Bardeleben, Wesphal, Langenbeck et Vireliw, essayèrent le chloral avec succès sur plusieurs de leurs malades.

En Angleterre, au mois d'août de la même année, l'association britannique de physiologie chargeait Richardson d'entreprendre une série d'expériences sur le chloral. Les expériences très-nombreuses et très-variées de Richardson furent successivement communiquées à l'association de physiologie et à l'association polytechnique de Londres. Il avait expérimenté sur des pigeons, des lapins, des grenouilles, des souris et des poissons. Il avait administré le chloral par voie hypodermique, par la bouche, par le rectum et par inhalations. Chez les pigeons, il avait observé le sommeil et l'anesthésie avec 9 à 10 centigrammes d'hydrate de chloral ; mais tous avaient eu des vomissements. Richardson fait remarquer que ces oiseaux sont insensibles à l'influence de l'opium. Chez les souris et les grenouilles, il avait observé les mêmes phénomènes que Liebreich. Il avait narcotisé les poissons en mélangeant l'hydrate de chloral avec l'eau dans laquelle ils nageaient. Dans tous les cas il-

avait observé un abaissement notable de la température et un ralentissement correspondant de la respiration. L'abaissement de la température était arrivé quelquefois à un point extrême, 6 et 7 degrés (Fahrenheit).

En France, Demarquay est le premier qui ait fait des expériences sur le chloral ; il les a communiquées à l'Académie des sciences, dans les séances des 6 et 21 septembre 1869. Dans la première communication, il parle des expériences qu'il a faites sur des lapins. Il a injecté dans le tissu cellulaire de ces animaux depuis 20 centigr. jusqu'à 1 gr. 20, sans jamais avoir eu d'accidents. La narcose est arrivée chez tous après 15 à 30 minutes, et a duré deux à trois heures ; mais le plus petit pincement de la peau, de l'oreille ou des lèvres a provoqué chez l'animal des mouvements désordonnés ou des cris plaintifs. Les muqueuses oculaires et palpébrales se sont injectées. Les oreilles se sont vascularisées, comme si la section du grand sympathique avait été faite. Dans la seconde communication, Demarquay rend compte des phénomènes observés chez les malades qu'il a traités par le chloral. Sa conclusion est que le chloral a une action bien marquée surtout chez les individus faibles et débilités. Dans plusieurs de ses expériences, il y a eu hypéresthésie durant la narcose ; dans d'autres, une légère anesthésie.

MM. Dieulafoy et Krishaber tirent les conclusions suivantes de leurs expériences, communiquées à l'Académie des sciences le 1er octobre 1869 : « Le chloral excite la sensibilité à faible dose; à dose élevée, il la diminue graduellement jusqu'à l'anesthésie complète. Les animaux anesthésiés passent par un état antérieur d'excitation.

Dès ce moment, les travaux sur le chloral se sont multipliés en France à l'infini. Après ceux de Léon Labbé et Goujon, de Worms et de Bouchut, viennent ceux de Giraldès, de Charles Mauriac et de Gubler. Dans cette école, M. Jacquemet a fait aussi quelques expériences sur le chloral, et M. Fonssagrives a écrit dans les diverses revues plusieurs articles sur ce médicament; enfin Hammond, Da Costa et Jacobi, aux Etats-Unis ; Namias, Berti, en Italie; Muller, Drasche et Benedickt, en Allemagne, ont publié de nombreuses expériences et observations sur le chloral.

CHAPITRE II.

Propriétés physico-chimiques.

Préparé par le passage prolongé d'un courant de chlore sec sur de l'alcool absolu, le chloral $C^4HCl^3O^2$, se présente sous la forme d'un liquide incolore, d'une odeur forte et d'une saveur caustique. Il tache le papier comme un corps gras. Sa densité est de 1,518. Il répand de légères fumées blanches au contact de l'air et bout à 95°. C'est le chloral anhydre, tellement avide d'eau qu'il cautérise les tissus. Aussi n'est-il pas employé sous cette forme en médecine.

Mélangé avec son volume d'eau, il se solidifie, cristallise en longues aiguilles blanches, prismatiques et enchevêtrées, et constitue alors l'hydrate de chloral. Son odeur, assez forte, rappelle celle du chloroforme souillé de chlore. Sa saveur est âcre et amère. Pressé entre des doubles de papier buvard, il ne laisse aucune tache. Il se volatilise lentement à l'air libre, à la température ordinaire, sans laisser aucun résidu. Il fond à 49°, et bout sans subir aucune altération entre 115° et 120°. Il est très-soluble dans l'eau, l'éther, le chloroforme, le sulfure de carbone, la benzine et les corps gras. Si on ajoute à sa solution aqueuse, même assez étendue, de la potasse ou des carbonates alcalins, on voit l'hydrate de chloral se dédoubler : il se produit du chloroforme et un formiate alcalin. De plus, si l'hydrate de chloral n'est pas pur, la solution, au lieu de rester presque incolore ou de se colorer en jaune-clair, se colore en brun, en même temps que des vapeurs chloro-acétiques se dégagent, mêlées à celles de chloroforme. S'il reste encore quelque doute sur la pureté de l'hydrate de chloral, il faut l'essayer avec du nitrate d'argent qui ne produit de précipité dans la solution qu'autant que l'hydrate de chloral est impur.

Il existe encore une troisième forme de chloral, c'est le chloral insoluble qui a la même composition que le chloral anhydre. Il n'est pas non plus employé en médecine.

L'hydrate de chloral est la forme qui convient le mieux à l'usage médical, parce qu'elle est exempte des propriétés caustiques du chloral anhydre et qu'elle est très-facile à manier et à doser. Aussi est-elle universellement adoptée (1).

---

(1) Dans le cours de cette étude, le mot chloral est souvent employé par abréviation au lieu d'hydrate de chloral ; mais c'est toujours de l'hydrate de chloral que j'entends parler.

CHAPITRE III.

Effets physiologiques de l'hydrate de chloral.

I. Effets locaux. — Dissout dans un corps gras et appliqué sur la pean revêtue de son épiderme, l'hydrate de chloral détermine, au bout de dix minutes, une éruption qui ressemble d'abord à l'urticaire, mais qui rougit ensuite, persiste deux ou trois jours, puis disparaît sans avoir déterminé beaucoup de démangeaison.

Injecté par voie hypodermique dans le tissu cellulaire, il y provoque, si la solution est un peu concentrée, une irritation assez vive, se caractérisant successivement par de la douleur, de la fluxion et de l'inflammation parfois suppurative et même gangréneuse. MM. Laborde, Bouchut et quelques autres observateurs ont rapporté des cas d'eschares gangréneuses à la suite d'injections d'hydrate de chloral. Mais ces faits sont heureusement très-rares. Cette irritation locale n'a d'ailleurs rien de surprenant de la part d'un agent sédatif général. Les anodins les plus efficaces, tels que la morphine et l'acide cyanhydrique, les anesthésiques par excellence, comme l'éther et le chloroforme en font tout autant lorsqu'ils arrivent au contact des muqueuses dénudées ou des solutions de continuité.

Mis en cristaux sur la langue, l'hydrate de chloral y détermine une légère cautérisation. Dans la bouche, en solution moyennement concentrée, il a une saveur amère. Liebreich, dans son travail, affirme qu'il est agréable à prendre ; que beaucoup de malades semblent le rechercher. Dans la plupart des cas, cette assertion ne semble pas devoir se vérifier. J'ai trouvé, pour ma part, le goût du chloral peu agréable.

A son passage dans la gorge, il produit de l'irritation chez les personnes atteintes de pharyngite granuleuse, d'inflammation érythémateuse ou ulcéreuse de l'isthme et du gosier.

Dans l'estomac, il produit une excitation qui se traduit par une sensation de chaleur. Quelquefois il détermine des nausées et des vomissements ; mais il n'amène généralement ces derniers effets que lorsqu'il est trop concentré, ou lorsque les malades ont une susceptibilité exagérée de l'estomac.

Administré en lavements, il donne lieu à une sensation de cuisson et de brûlure dans le gros intestin et de ténesme rectal.

En inhalations, ses vapeurs mélangées d'air produisent l'hypersécrétion du mucus nasal, le larmoiement et l'éternument.

Ajouté à du sang, à haute dose, le chloral diminue et empêche même la coagulation de ce liquide. Les globules sont crénelés et ridés (Richardson), et, si la dose est très-forte, ils sont détruits complètement. Mais, pour obtenir ces altérations, il faut se servir de doses toxiques.

II. Effets généraux. — Parvenu dans le torrent circulatoire, quelle qu'ait été du reste sa voie d'introduction, le chloral impressionne simultanément toutes les fonctions ; mais, pour la clarté du sujet, je crois devoir examiner dans un ordre successif les perturbations que présente chacune d'elles. J'étudierai dans l'ordre suivant les troubles psychiques, l'hypnotisme et l'anesthésie que provoque l'hydrate de chloral ; puis son action sur le système musculaire, sur la circulation, sur la respiration et la température, et enfin sur les sécrétions et la digestion.

A. *Troubles psychiques.* — Ces troubles sont très-variables suivant les doses administrées, et surtout suivant le mode de réaction du système nerveux propre à chaque individu. Si l'on donne d'assez fortes doses, six à dix grammes par exemple à prendre en deux ou trois fois, au bout d'un intervalle de temps très-variable, mais qui n'excède pas, dans l'immense majorité des cas, quinze à trente minutes, l'on voit presque toujours le malade passer sans aucune transition de l'état de veille au sommeil. D'autres fois, mais c'est assez rare, l'hypnotisme est précédé d'une lourdeur de tête, sans obtusion des sens, de quelques étourdissements et de quelques vertiges. Ces phénomènes, très-légers du reste, disparaissent très-vite pour faire place à un sommeil calme et profond.

Si les doses sont faibles ou données en un trop grand nombre de fois, le sommeil est toujours précédé d'une période d'excitation plus ou moins longue, et chez certains sujets d'un véritable état d'ivresse. Cette ivresse est très-variable suivant les dispositions du patient. Quelques individus l'ont toujours gaie, facétieuse et bruyante, tandis que chez d'autres elle est sombre et taciturne (1). Chez tous les malades, observés par Charles Mauriac, qui ont eu l'ivresse chloralique, elle a été, dans toutes ses phases, remarquable par sa douceur et par la teinte de gaieté un peu folâtre qu'elle donnait aux idées. On peut distinguer deux degrés d'ivresse chloralique. Dans un premier degré, les malades parlent à tort et à travers avec une extrême volubilité. Chez eux, les idées se succèdent avec une incroyable rapidité. L'exercice des sens est plus délicat; les passions, plus vivement stimulées, éclatent en transports de toutes sortes. Dans le second degré de l'ivresse, les idées, devenues rares, se présentent sans cohérence. Les malades perdent rapidement connaissance, et, lorsqu'ils reviennent à eux, ils ont complètement oublié ce qu'ils ont dit ou fait. Pendant cette excitation psychique, la motilité n'est en aucune façon troublée. L'ivresse peut durer plusieurs heures; mais il survient le plus souvent des moments de somnolescence qui disparaissent, puis reviennent, et finissent par aboutir à un sommeil profond et continu.

B. *Hypnotisme.* — Comme hypnotique, le chloral a une action incontestable et incontestée. C'est, de tous les agents thérapeutiques, celui qui détermine le sommeil le plus calme et le plus réparateur. Ce sommeil, presque physiologique, arrive très-vite sans cette excitation préalable qu'on observe toujours avec le chloroforme. Il n'est point troublé par des rêves et n'a surtout pas les suites désagréables et fâcheuses qui résultent de l'emploi des autres narcotiques.

Une dose moyenne de chloral (2 à 3 grammes) amène généralement chez l'homme le sommeil au bout de quinze à trente minutes. On peut distinguer dans le sommeil chloral deux périodes : dans la première, les malades éprouvent un peu de lassitude, une espèce de torpeur cérébrale ; puis arrivent la résolution musculaire, le rétrécissement de la fente palpébrale, la perte graduelle du sens intime, et enfin la seconde période, qui est celle du

(1) Charles Mauriac. — Traitement des algies de nature vénérienne, *Gazette des Hôpitaux*, 1870.

sommeil proprement dit. Celui-ci est profond, tranquille, sans rêves; ou du moins, s'il y a des rêves, ils restent vagues, confus et fatiguent par conséquent beaucoup moins que les autres rêves, ne jetant jamais, comme eux, l'esprit dans un état voisin de l'hallucination. Si quelque bruit vient à troubler le repos du malade, on voit celui-ci faire quelques mouvements, murmurer quelques paroles indistinctes et se rendormir aussitôt. En écartant toute cause d'agitation, le sommeil se prolonge ordinairement sans interruption pendant sept, huit, neuf heures et même davantage. Au réveil, les malades ne se sentent nullement fatigués. Ils répondent très-bien aux questions qu'on leur adresse, et ne présentent pas cette sorte d'hébétude et de torpeur intellectuelle qu'on observe si souvent après le sommeil de l'opium et de l'alcool. Voilà ce que l'on observe généralement; mais dans quelques cas, du reste assez rares, le sommeil est précédé d'une excitation plus ou moins grande; dans d'autres cas, plus rares encore, le sommeil ne peut pas être obtenu, et enfin, dans des cas excessivement rares, on note, au réveil, certains accidents : ivresse, excitations, hallucinations sensorielles.

Le malade ne passe pas toujours sans transition de l'état de veille au sommeil. Il y a parfois, je l'ai déjà dit, une période d'excitation qui précède l'hypnotisme et qui s'observe chez les animaux comme chez l'homme. D'après M. Gubler (1), qui a très-bien étudié cette période, il y a une stimulation générale reflexe, consécutive à l'arrivée du chloral dans l'estomac. C'est une excitation reflexe, plus fugace, selon lui, qu'avec le chloroforme et les alcooliques. Ainsi, quelques personnes éprouvent, peu d'instants après l'ingestion du chloral dans l'estomac, une sensation générale de chaleur, des bouffées au visage, des suées avec accélération et augmentation du pouls (Gubler, Jastrowitz). Il en est qui éprouvent une céphalalgie, quelquefois très-vive. Enfin chez quelques-uns arrivent ces troubles psychiques dont j'ai déjà parlé.

Le sommeil est dans quelques cas difficile et même impossible à obtenir. M. Demarquay (2) a trouvé plus de sujets rebelles à l'action du chloral parmi les personnes fortes et vigoureuses, que parmi celles qui étaient faibles et débilitées. On peut expliquer les quelques insuccès du chloral chez l'homme

(1) Cité dans la thèse de Faure, *Propriétés du chloral*. Paris, 1870.

(2) Comptes rendus de l'académie des sciences — *Gazette hebdomadaire*, n° 38, 1869.

par ce fait qu'on l'emploie contre l'agrypnie, c'est-à-dire contre une insomnie morbide. Chez un individu sain, une dose moyenne de chloral amènera toujours le sommeil. Mais l'insomnie peut tenir à bien des causes et demande, pour être traitée avec efficacité, des moyens variables suivant les cas. Ainsi, quelquefois elle reconnaît pour conditions prochaines, la congestion, l'excitation, l'hypersthénie; d'autres fois, au contraire, l'anémie, la torpeur, l'hyposthénie. Il est évident que dans ces divers cas on ne peut pas employer le même médicament. Tantôt c'est à l'aide de l'opium ou d'une substance qui produit, par elle-même ou par l'intermédiaire du système nerveux, le relâchement des parois vasculaires, que l'on vient à bout de cet état morbide; tantôt, au contraire, on réussit beaucoup mieux avec le bromure de potassium, l'acide cyanhydrique ou d'autres toniques du système vaso-moteur. Il est par conséquent bon de rechercher comment le chloral amène le sommeil, et de s'assurer si pendant ce sommeil il y a congestion cérébrale, ou bien anémie comme le veut la théorie moderne du sommeil, fort brillamment soutenue par MM. Durham, Hammond, Gueneau de Mussy et Claude Bernard.

Voici les expériences que M. Hammond(1), professeur de maladies mentales à New-York, a faites à ce sujet : Après avoir examiné à l'ophthalmoscope la rétine d'un lapin et s'être assuré qu'elle était dans son état normal, il a injecté, par voie hypodermique, environ 0g42 d'hydrate de chloral. Il a fait alors un second examen ophthalmoscopique et a vu les vaisseaux augmenter de dimension, et d'autres, jusque-là invisibles, apparaître. En même temps, le pouls et la respiration augmentaient de vitesse. Il a constaté bientôt après une congestion de plus en plus considérable des rétines; les pupilles étaient très-dilatées. Mais à mesure que l'animal passait de la somnolence au sommeil, les pupilles se contractaient et la congestion rétinienne diminuait considérablement. En même temps, la température baissait de 4°. Les battements du cœur devenaient moins fréquents et la respiration plus calme. Les rétines ne présentaient plus qu'une coloration rose pâle. Au bout de deux heures le sommeil était profond, la respiration faible et lente ; les oreilles étaient froides et les rétines exsangues. Après neuf heures de sommeil, l'ani-

(1) Hammond. *Des effets physiologiques et des usages thérapeutiques de l'hydrate de chloral,* — New-Yorck, *Medical-Journal*, février 1870.

mal s'est réveillé dans un état tout à fait normal. M. Hammond a répété trois fois cette expérience avec le même résultat. Bouchut a aussi examiné le fond de l'œil pendant le sommeil chloral chez les enfants. Il a trouvé les veines rétiniennes étroites et gorgées de sang. M. Hammond a fait d'autres expériences avec le céphalo-hœmomètre (1), instrument qui sert à mesurer si la quantité de sang qui circule dans le cerveau augmente ou diminue. Il a constaté qu'au début de l'action du chloral, la circulation augmente; qu'elle diminue au contraire pendant le sommeil, et qu'elle augmente de nouveau au moment du réveil pour revenir à son état normal.

Enfin, M. Hammond ayant mis à nu la moitié du cerveau chez un lapin, auquel il avait injecté du chloral, a constaté comme dans les autres expériences, d'abord de la congestion pendant la somnolence, et pendant le sommeil de l'anémie.

Le sommeil chloral semble donc s'expliquer par l'anémie des méninges et de la substance cérébrale, à laquelle anémie il faut joindre, je crois, la stupéfaction des centres nerveux.

C. *Anesthésie.* — Si les expérimentateurs sont unanimes pour reconnaître les propriétés hypnotiques du chloral, leurs opinions sur l'action anesthésique de cet agent thérapeutique diffèrent au contraire à l'infini. Ainsi, tandis que pour certains il diminue graduellement la sensibilité jusqu'à produire une anesthésie complète, pour d'autres il n'est nullement anesthésique; pour d'autres enfin il provoque même de l'hypéresthésie.

M. Liebreich, a noté chez trois grenouilles, auxquelles il avait injecté du chloral, une anesthésie complète. Des piqûres faites avec une aiguille

(1) Cet instrument, imaginé par les docteurs Hammond et Weir-Mitcholl, consiste en un tuyau de cuivre, que l'on visse sur une ouverture faite dans le crâne au moyen d'un trépan. L'orifice inférieur du tube qui repose sur le crâne est fermé par un morceau de caoutchouc extrêmement mince; l'ouverture supérieure est fermée par un capuchon de cuivre dans lequel on a inséré un tube de verre. A ce tube se trouve attachée une échelle. Le tube lui-même est rempli d'un liquide coloré, de façon à ce que le niveau du liquide reste à zéro, lorsque le tube est vissé sur le crâne et que son extrémité inférieure touche la dure-mère. Lorsque l'appareil est convenablement ajusté, toute augmentation dans la quantité de sang circulant dans le cerveau fait soulever la dure-mère, qui exerce une pression plus grande sur la membrane en caoutchouc, et fait monter le liquide dans le tube. Toute diminution au contraire dans la circulation cérébrale fait baisser le niveau du liquide.

chauffée au blanc, n'ont pu provoquer des mouvements réflexes. Il a aussi observé une anesthésie complète chez des lapins ; mais ceux-ci offraient pendant le sommeil chloral cette particularité, que leurs oreilles et leurs pattes conservaient toute leur sensibilité, et, lorsqu'on les pinçait, faisaient faire des mouvements à l'animal, alors que tout le reste de son corps était insensible à la cautérisation. Chez l'homme, M. Liebreich n'a observé qu'une anesthésie légère, inapplicable, dit-il, à la chirurgie. Langenbeck a donné 2 gr. de chloral à une femme atteinte d'arthrite douloureuse, et a obtenu une anesthésie suffisante pour opérer le redressement du membre.

Bouchut tire de ses observations les conclusions suivantes : « Chez presque tous les malades, traités par le chloral, le sommeil est accompagné d'anesthésie très-prononcée, rarement d'hypéresthésie.

« L'anesthésie est en rapport avec la dose employée, et, à la dose de 2 à 5 grammes selon les âges, elle est complète et permet d'appliquer sans douleur les cautères à la pâte de Vienne, ou même de faire l'extraction des dents. »

M. Desmarquay, loin d'avoir vu de l'anesthésie chez les lapins, signale au contraire un certain degré d'hypéresthésie. Chez ses malades, il n'affirme pas qu'il y ait eu hypéresthésie de la peau, mais il certifie que la sensibilité tégumentaire, a été conservée, quelle qu'ait été l'intensité du sommeil. Des femmes, atteintes de maladies organiques de l'utérus, et habituées à prendre des doses élevées d'opium, lui disaient avoir beaucoup souffert pendant le sommeil chloral, et lui demandaient avec instance l'injection de morphine habituée.

D'après MM. Dieulafoy et Krishaber, l'on peut à volonté provoquer la sensibilité exagérée, ou l'insensibilité complète. Il y a sensibilité exagérée quand la dose est petite, et anesthésie quand la dose est assez élevée. Les lapins, traités par des doses excédant 2^{g}50, furent toujours anesthésiés; au-dessus de 3^{g}50 ils furent anesthésiés et tués; au-dessous de 1^{g}50 ils furent endormis, mais non anesthésiés.

MM. Léon Labbé et Goujon ont fait de nombreuses expériences sur les animaux, pour étudier le pouvoir anesthésique du chloral. Deux grammes de cette substance, injectés dans la veine d'un lapin ont déterminé une anesthésie complète, sans provoquer d'excitation. L'insensibilité a été complète pendant un espace de temps qui a varié de 35 minutes à une heure et quart; c'est-à-dire qu'il ne se produisait aucune réaction chez eux si on leur incisait la peau ou si on les pinçait dans les parties les plus sensibles, les pattes et le nez. Ces expérimentateurs ont remarqué l'insensibilité du globe oculaire, alors que les autres parties du corps étaient encore très-sensibles.

Introduite dans le tube digestif ou sous la peau, cette substance a provoqué chez tous les animaux d'abord le sommeil, puis l'anesthésie, mais à un degré moindre que lorsqu'ils l'avaient injectée dans une veine.

Pour Gubler, pendant le sommeil, provoqué par une dose ordinaire de chloral, la sensibilité est en général conservée. Elle ne s'exalte que dans des cas exceptionnels, ou lorsque le chloral a été administré à petite dose. Elle ne disparaît que lorsque survient la narcose prononcée ou le coma

D'après Charles Mauriac, le chloral, comme tous les hypnotiques, possède des propriétés anesthésiques. Il calme les douleurs, mais jamais d'emblée, et seulement après avoir produit son effet hypnotique. La sédation des phénomènes douloureux se prolonge pendant l'état de veille; elle peut même durer plusieurs jours. Elle cesse du moment que le malade ne se ressent plus de l'influence du chloral.

Si l'on jette maintenant un coup d'œil d'ensemble sur ces diverses expériences, l'on voit que tous les observateurs dont j'ai parlé, sauf Demarquay, ont noté une véritable anesthésie chez tous les animaux soumis à l'action du chloral. Demarquay a au contraire signalé de l'hypéresthésie chez les lapins. Mais il n'a injecté dans le tissu cellulaire de ces animaux qu'une dose de chloral relativement faible pour obtenir l'insensibilité. Commençant par 20 centig., il n'a jamais dépassé 1g20. Or, il résulte des expériences de MM. Dieulafoy et Krishaber qu'au-dessous de 1g50 les lapins s'endorment mais ne sont nullement anesthésiés, tandis que l'insensibilité est complète, sans que la mort survienne, avec 2g50 de chloral.

Chez l'homme, le chloral n'a jamais amené une anesthésie complète. Mais ce fait peut s'expliquer parce que ce médicament est toujours employé chez l'homme contre une sensibilité morbide. Le chloral, comme les autres anesthésiques, peut bien émousser plus ou moins la sensibilité normale; mais il s'en faut de beaucoup qu'il soit toujours puissant contre la sensibilité anormale. Cette exagération de la sensibilité peut tenir à plusieurs causes, et demande, suivant les cas, telle ou telle médication. Le vieil axiome *ubi dolor ibi fluxus* est souvent mais pas toujours vrai. La douleur peut être quelquefois due à de l'anémie. Dans ce cas, par exemple, le bromure de potassium, le sulfate de quinine, le froid et tous les galvanisants du système vaso-moteur sont impuissants à la calmer, tandis que la chaleur, l'opium, etc., en triomphent généralement. On peut conclure de là qu'il ne faut pas se borner à agir contre un état douloureux au moyen d'un médicament dit analgésique, pris au hasard, mais qu'il faut faire un choix suivant les cas. Il est d'ailleurs probable qu'on obtiendrait chez l'homme une véritable anesthésie, comme chez les animaux, si l'on donnait ce médicament à plus forte dose. Mais comme on ignore quelle est la dose qui ne peut être franchie sans danger, il est plus prudent, lorsqu'on désire une véritable anesthésie, d'avoir recours à l'éther ou au chloroforme.

D. *Action du chloral sur la motilité.* — Le chloral est un puissant agent de résolution musculaire. Des doses, même assez faibles, produisent très-vite cet effet qui arrive en même temps que le sommeil. Le premier phénomène que l'on observe du côté de la motilité, c'est la perte de ce qu'on appelle le sens musculaire ; le second, c'est la perte complète des mouvements volontaires. Les mouvements réflexes persistent bien plus longtemps que les volontaires. Ces mouvements réflexes sont même plus intenses pendant le commencement de la narcose chloralique qu'à l'état normal. Les phénomènes que l'on observe chez l'individu sain comme chez le malade, ayant appris que les mouvements réflexes se produisent plus facilement quand le cerveau est intéressé dans son activité, on est par cela même autorisé à rapporter cette exagération de l'irritabilité réflexe, en grande partie du moins, à la narcose du cerveau. Dans l'anesthésie complète, les mouvements réflexes eux-mêmes sont abolis. Il est évident alors que la moelle épinière et le cerveau sont tous deux sous l'influence de la narcose. Mais cette période est très-courte. Dès que l'anesthésie commence à diminuer, l'on constate de nouveau des mouvements réflexes. Ce sont eux qui reviennent les premiers.

Les muscles de la vie organique sont-ils atteints à leur tour par l'action du chloral ? Il paraîtrait que non. Liebreich a en effet constaté sur des lapins plongés dans la résolution musculaire la plus complète, des contractions péristaltiques très-vives, qu'il percevait nettement en appliquant la main sur les parois abdominales. Ce dernier fait a une très-grande importance pour l'application du chloral aux accouchements.

Richardson, recherchant la cause de la perte de la motilité, croit la trouver dans l'altération de structure des muscles, qu'il a vu gorgés de sang noir. Cette stase sanguine s'opposerait d'après lui à leur fonction. Mais cette hypothèse est loin d'être prouvée. Il est plus probable que cette hyposthénie musculaire est due à la suspension, pendant le chloralisme, des fonctions de la protubérance qui, d'après Longet, est le centre incitateur de la locomotion (1).

D'après M. Zuber (2), si l'on fait une injection de chloral dans l'artère fémerale d'un lapin, l'on voit tous les muscles de cette cuisse se roidir aussitôt. Cette expérience a été faite par M. Feltz. Pareil phénomène arrive si l'injection est faite avec du chloroforme. Si elle est faite au contraire avec de l'éther ou de l'amylène, rien de semblable ne se montre ; ce qui amène à penser que le chloral occupe dans la thérapeutique un rang très-voisin du chloroforme.

E. *Action du chloral sur la circulation.* — Le chloral modifie les battements cardiaques et la tension artérielle.

Suivant le moment de l'observation, et surtout suivant les doses auxquelles on l'a donné, on le voit augmenter, diminuer et même arrêter les battements du cœur.

A dose modérée et dans les premiers moments de l'expérience, les auteurs ont observé une accélération, plus ou moins grande selon les sujets, des battements cardiaques. De 80 le pouls est monté quelquefois à 100 et 120 pulsations. Mais dès que le sommeil a été bien établi, ils ont vu les battements diminuer de fréquence. Bouchut (3) a cependant noté, pendant le sommeil même, une augmentation dans la vitesse du pouls. Mais les autres expérimentateurs ont tous signalé, comme phénomène constant, une diminution, plus ou moins considérable selon les doses du chloral, de la fréquence du pouls.

Avec des doses moyennes, le pouls n'a généralement baissé que de quelques pulsations.

Avec de fortes doses, ils ont vu le cœur s'arrêter en diastole. 15 centigr.

(1) Ernest Labbé, archives de médecine : *Etude critique sur le chloral*, t. 2, 1870.

(2) Zuber, thèse de Strasbourg, 1870.

(3) Bouchut, *Du chloral*.. — *Gazette des Hôpitaux*, 1869.

d'hydrate de chloral arrêtent en diastole le cœur d'une grenouille. L'organe est alors d'une coloration foncée, bleuâtre. Les ventricules sont très-détendus. Chez le lapin, il faut près de 3 gr. pour arrêter le cœur en diastole (Léon Labbé et Goujon).

Pour M. Liebreich, dans les cas terminés par la mort, le chloral atteindrait les cellules ganglionnaires du cœur. M. Gubler a remarqué dans ses expériences, qu'avec les mêmes doses de chloral, le cœur cessait de battre bien plus vite lorsque le bulbe était intact que lorsqu'il était sectionné. Il en conclut que le chloral agit plutôt sur le bulbe que sur les cellules ganglionnaires du cœur. M. Gubler, avec la plupart des auteurs, attribue la mort à l'arrêt du cœur, contrairement à Richardson et à Liebreich qui pensent que, de tous les organes, c'est le cœur qui meurt le dernier.

La tension artérielle, diminuée au début, augmente un peu dès que l'hypnotisme est établi. M. Hammond a vu, en effet, soit en examinant le fond de l'œil à l'aide de l'ophtalmoscope, soit en mettant le cerveau à nu à l'aide de la trépanation, les vaisseaux augmenter d'abord de dimension sous l'influence du chloral. Mais à mesure que l'animal passait de la somnolence au sommeil, la congestion de la rétine et des méninges diminuait notablement, et une pâleur extrême de ces membranes lui succédait quand le sommeil était devenu profond. M. Bouchut a fait aussi plusieurs fois l'examen ophtalmoscopique des enfants qu'il avait chloralisés. Il a toujours vu les veines étroites et gorgées de sang. Mais on trouve des preuves plus convaincantes de l'augmentation de tension artérielle dans les tracés sphymographiques obtenus pendant le chloralisme, comparés à ceux que l'on recueille le lendemain. Dans les tracés qu'a obtenus Bouchut, l'élévation du trait est faible, la descente peu accusée, ce qui forme une ligne sinueuse presque uniforme. Au contraire, après le réveil, le tracé est plus irrégulier, mais l'ascension beaucoup plus grande et plus prononcée.

Il y a donc, pendant le sommeil chloral, augmentation dans la tension du sang. Cependant quelques auteurs, Demarquay en France, Drasche (1) et Bénédikt (1) à Vienne, Crichton Browne en Angleterre, admettent au contraire un relâchement des parois musculaires et une certaine congestion de la

(1) Drasche and Benedikt, inder Fitzung, de Wien Genelschaft-Von 12 novembre 1869.

plupart des organes. Drasche a constaté la turgescence de la face, Demarquay a vu les muqueuses oculaires et palpébrales injectées, les oreilles du lapin vascularisées. Crickton Browne (1) a remarqué, dans un asile d'aliénés, chez un assez grand nombre de malades soumis à l'influence du chloral, une disposition particulière à une sorte de congestion vers la tête et la face. Il a vu des malades anémiques, pâles, auxquels on avait administré du chloral, présenter à certaines heures du jour une coloration rouge du teint qui aurait pu faire croire à la plus florissante santé. Dans un cas, après l'ingestion de 15 grains de chloral, la face, depuis la racine des cheveux jusqu'à la base du maxillaire inférieur, était d'une teinte écarlate foncée, ayant son maximum d'intensité sur les éminences molaires et sur le dos du nez, et de là allait en diminuant dans toutes les directions. Ce singulier effet hypérémique cessait au bout d'une heure, pour revenir à la suite de la dose suivante de chloral. Ce phénomène ne se présentait pas habituellement après une seule et même après plusieurs doses de chloral, mais quand les malades en avaient pris d'une manière régulière pendant un certain temps. Une fois produit, il ne cessait pas, dès qu'on supprimait le chloral, mais revenait encore à la suite du repas, pendant huit à dix jours, et même plus longtemps si le médicament avait été continué pendant plusieurs mois.

D'après ces mêmes observateurs, on trouve aussi, après l'empoisonnement par le chloral, les lésions suivantes : Les sinus de la dure-mère sont gorgés d'un sang noir ; une injection fine couvre les membranes d'enveloppe de l'axe cérébro-spinal. Même hypérémie des viscères abdominaux. (Richardson, Demarquay). Richardson a vu les muscles rouges et pleins d'un sang de couleur foncée. Enfin, la muqueuse de l'estomac a aussi été trouvée congestionnée.

Ces faits sont en contradiction formelle avec l'action vaso-motrice que la plupart des auteurs attribuent au chloral. On ne peut l'expliquer que par une paralysie temporaire des centres vaso-moteurs de la tête et du cou, paralysie due à une trop forte dose de chloral. Cette hypérémie a été vue, il est vrai, avec des doses moyennes de ce médicament ; mais dans ce cas, elle ne se montrait pas après une seule et même après plusieurs doses, mais seulement quand le malade en avait pris d'une manière régulière pendant un certain temps. Car

(1) *The lancet*, nos des 1er et 8 avril 1871.

l'action de cette substance ne s'épuise pas de suite, mais se manifeste pendant huit, dix jours, et même davantage après son administration. MM. Stréatfield (1) et Crichton Browne (2) ont remarqué cette action retardée du chloral.

F. *Effets du chloral sur la respiration et la température.* — La respiration est aussi influencée par le chloral, et, en vertu de ce rapport proportionnel qui existe généralement entre le rhythme des mouvements respiratoires et celui des contractions cardiaques, subit à peu près les mêmes variations que ces dernières.

A faible dose, le chloral ralentit la respiration, après l'avoir accélérée dans les premiers instants qui suivent l'administration.

Les doses moyennes diminuent, d'une manière assez notable, le nombre et l'étendue des mouvements respiratoires. (Liebreich, Richardson) (3). Richardson a vu les mouvements respiratoires tomber de 34 à 19.

A haute dose, il survient un ralentissement considérable et même un arrêt complét. Richardson et Liebreich pensent que les mouvements respiratoires se ralentissent avant ceux du cœur, et que la respiration s'arrête complètement avant que le cœur ait cessé de battre. M. Gubler et beaucoup d'autres observateurs pensent au contraire que les contractions cardiaques cessent avant les mouvements respiratoires.

Les autopsies d'animaux empoisonnés par le chloral, n'ont pas révélé de lésion bien accentuée du côté des poumons. Demarquay a vu la muqueuse broncho-pulmonaire hypérémiée; Liebreich parle d'emphysème, Richardson de pâleur du parenchyme pulmonaire.

Pendant que le chloral exerce son influence sur la circulation et la respiration, l'on voit la température baisser d'une manière plus ou moins notable, suivant que l'on expérimente sur les animaux ou que l'on observe sur l'homme. Cette action du chloral sur la température se traduit souvent chez l'animal par un abaissement de plus de 2°, même à dose non toxique. Richardson a observé chez les lapins et les chiens, des chutes de 5, 6, et même 7°

(1) *Lancet*, 18 juin 1870.

(2) *Lancet*, n° des 1er et 8 avril 1871.

(3) Publications déjà citées.

Fahrenheit. Richardson a trouvé un rapport direct entre le ralentissement de la respiration et la diminution de la chaleur animale.

MM. Dieulafoy et Krishaber ont fait descendre la température normale de 40° à 29°; mais l'animal en est mort.

Chez l'homme, la température extérieure du corps, qui paraît très-basse, quand on l'apprécie avec la main sur les extrémités du sujet endormi, ne s'abaisse cependant que de quelques dixièmes de degré. Bouchut a observé un abaissement de 12 dixièmes : mais habituellement le thermomètre ne descend que de 3 à 5 dixièmes ; quelquefois même, pendant les premiers moments qui suivent l'injection du chloral, il y a une légère augmentation.

MM. Labbé et Goujon expliquent la chute de la température par le fait du sommeil. C'est certainement une cause ; mais la principale est, je crois, la diminution des actes chimiques de l'organisme par suite des troubles qu'éprouvent la respiration et l'hématose.

G. *Action du chloral sur les sécrétions.* — La sécrétion urinaire paraît être la seule qui soit influencée par le chloral. Tous les observateurs s'accordent à dire qu'elle est augmentée. Mais tandis que, pour certains d'entre eux, ses qualités ordinaires ne sont point altérées, c'est-à-dire qu'on n'y trouve ni chloral, ni chloroforme, ni acide formique, pour d'autres, pour M. Bouchut par exemple, au moment du réveil elle est peu altérée, il est vrai, mais le lendemain sa densité est devenue plus grande. Elle s'élève à 1° 32. Elle réduit à l'aide de l'ébullition les sels de cuivre. Elle brunit un peu le sous-nitrate de bismuth, et enfin elle colore la potasse. On pourrait croire qu'il s'agit là d'une glycosurie passagère, car elle marque 1° au saccharimètre de Robiquet. Mais si l'on traite les urines par l'acétate de plomb, puis par le phosphate de soude, pour avoir un liquide neutre n'ayant plus de matière organique, elles ne réduisent plus les sels de cuivre. Quelle est donc leur altération ? Sont-ce des matières de la bile, ou de l'acide urique ? Bouchut ne le pense pas. Il croit plutôt que cette altération est due à une addition de chloral passé par les reins. Une solution de chloral réduit en effet la liqueur de Félhing exactement comme le ferait un peu de glycose.

Les autres sécrétions ne sont ni augmentées ni diminuées.

H. *Action du chloral sur la digestion.* — Le chloral n'a aucune action sur les fonctions digestives. Les malades craignent un peu le goût âcre et amer de cette substance ; mais, en ayant soin de l'administrer avec un correctif, tel que le sirop d'écorce d'orange amère, le sirop de Tolu ou avec une eau aromatique, ils la supportent très-bien. On n'a que très rarement observé des nausées, des vomissements, de l'épigastralgie et de la diarrhée. Quand ces accidents arrivent, c'est que la dose de chloral administrée est trop forte, ou que l'on a à faire à des malades qui ont une susceptibilité exagérée de l'estomac.

CHAPITRE IV.

Mode d'action et d'élimination du chloral.

I. Mode d'action. — Des opinions contradictoires ont été émises sur le mode d'action du chloral. D'après M. Liebreich, il agit en se transformant en chloroforme. C'est pour cet observateur un nouveau mode d'administration de ce médicament. On obtient, en le faisant prendre de la sorte, le sommeil et l'anesthésie, comme en le faisant respirer. Si, avec le chloral, on n'observe pas la période d'excitation qui accompagne toujours l'administration de chloroforme, et si le sommeil tarde plus longtemps à venir dans le premier cas que dans le second, c'est que le dédoublement du chloral en chloroforme est lent à se produire, et, par conséquent, l'action de ce dernier lente à se montrer.

Richardson en Angleterre; Namias en Italie; Personne, Roussin, Dumas et Bouchut, en France, admettent la transformation, au contact du sang, du chloral en chloroforme. M. Personne (1), pharmacien à l'hôpital de la Pitié, a obtenu, en faisant passer des vapeurs de sang chloralisé dans des boules de Liebig qui renfermaient une solution de nitrate d'argent, un précipité blanc de chlorure d'argent. Comme on aurait pu objecter que le chlorure d'argent obtenu dans ces circonstances, provenait du chlore et de l'acide chlorhydrique formés par le chloral, il a fait la même expérience avec une solution de chloral, mais sans obtenir de précipité. En ajoutant, dans cette seconde expérience, un peu de carbonate de soude dans la solution, il a de nouveau obtenu un précipité de chlorure d'argent.

De nombreux expérimentateurs ont combattu en France les idées de Liebreich. Demarquay est le premier qui ait réagi contre la théorie de la

(1) Comptes rendus de l'Académie des sciences, 8 novembre 1869.

transformation. Il a toujours senti l'odeur du chloral dans l'haleine des animaux empoisonnés et jamais celle du chloroforme.

Gubler (1) oppose d'abord à l'hypothèse de la transformation du chloral les raisons suivantes : Le sang, par l'albumine qu'il contient, met obstacle aux réactions chimiques. Elle invisque les divers corps contenus dans le sang, et les empêche de réagir les uns sur les autres. M. Personne a obtenu. il est vrai, un précipité indiquant la présence du chloroforme dans le sang ; mais à cela M. Gubler répond que l'action de l'alcali du sang est impuissante, que l'action du nitrate d'argent est impuissante, mais que les deux réunies déterminent un dédoublement du chloral, d'où résulte un chlorure insoluble. Mais les arguments les plus sérieux qui ont été donnés par Demarquay, Gubler, Léon Labbé et Goujon, et par tous ceux qui combattent la théorie de Liebreich, sont tirés de la différence d'action du chloral et du chloroforme. Le premier est hypnotique parfait, mauvais anesthésique ; le second, anesthésique puissant, hypnotique à peu près nul. Avec l'un il y a une période d'excitation très-marquée, avec l'autre le sommeil arrive sans excitation. Avec le chloral l'insensibilité commence à se montrer sur le globe oculaire, alors que toutes les autres parties du corps sont encore sensibles ; le contraire a lieu pour le chloroforme : la cornée est encore sensible, alors que les autres parties du corps ne le sont plus.

Pour MM. Léon Labbé et Goujon (2), étant admis la production de chloroforme dans le sang d'un animal. celui-ci devrait périr dans l'excitation. Il résulte en effet des expériences de Flourens, Longet et Gosselin, que de petites doses de chloral injectées successivement dans le sang d'un animal, amènent la mort, après avoir provoqué des phénomènes d'une violente excitation. Si le chloral se transformait en chloroforme, il réaliserait complètement ces expériences.

Robin a dernièrement lu à l'Académie des sciences, pour M. Byosson (3), une note dont la conclusion est la suivante : « L'action de l'hydrate est différente de celle du chloroforme. Elle peut être considérée comme la résultante de

(1) Faure, thèse de Paris, 1870, *Mode d'action du chloral.*

(2) *Archives de médecine*, page 345, II, 1870.

(3) Comptes rendus de l'Académie des sciences, *Gazette médicale, de* Paris, 24 juin 1871.

celle des deux produits dans lesquels il se dédouble au contact du sang, le chloroforme et l'acide formique. »

Je ne saurais m'engager dans la critique de ces diverses opinions, n'ayant pas de faits personnels qui puissent me faire pencher plus d'un côté que de l'autre. Il faut encore d'autres expériences pour trancher cette question. qui du reste a un intérêt bien plus scientifique que pratique.

En résumé, on peut diviser les phénomènes produits par l'administration du chloral en deux périodes, comme l'a fait M. le professeur Bouisson pour les phénomènes dus aux inhalations anesthésiques. Comme lui, on peut comprendre dans la première période, ou période de chloralisme animal : 1° l'excitation et les phénomènes cérébraux dans quelques cas; 2° le sommeil, la suppression des facultés perceptives, la résolution musculaire, la diminution de la sensibilité; 3° l'abolition des mouvements réflexes, l'abaissement de la température, la diminution des battements cardiaques et des mouvements respiratoires; dans la seconde période, ou période de chloralisme organique, l'altération profonde du système respiratoire, l'insuffisance systolique du cœur, la cessation des battements cardiaques et de la respiration. Comme le chloroforme, le chloral agit donc d'abord sur les lobes cérébraux et le cervelet; puis sur la protubérance annulaire, sur la moelle épinière, et enfin sur le bulbe rachidien.

II. Mode d'élimination. — Le chloral doit évidemment s'éliminer par les voies urinaires. M. Maxwell Adams a constaté en effet plusieurs fois du ténesme vésical, après l'administration de ce médicament. Bouchut, de son côté, croit que l'altération de l'urine qui réduit la liqueur de Félhing est due à du chloral passé par les reins.

Il est probable qu'il s'élimine aussi par les voies respiratoires, car un grand nombre d'observateurs ont reconnu son odeur dans l'air expiré.

CHAPITRE V.

Substances auxiliaires et antagonistes du chloral.

I. Substances synergiques et auxiliaires. — Les substances synergiques du chloral sont : les éthers et le chloroforme ; ses auxiliaires : l'opium, les divers narcotiques et antispasmodiques.

II. Antagonistes et antidotes. — 1. *Antagonisme de la strychnine et du chloral.* — M. Liebreich a fait des expériences tendant à montrer l'antagonisme de la strychnine et du chloral. Ces expériences ont été faites sur trois lapins pesant chacun 1k5.

Au premier, il injecta 2 grammes de chloral en quatre fois; au deuxième, 15 milligrammes de strychnine en une seule fois ; au troisième, 2 grammes de chloral en quatre fois. comme au premier, et, dès que l'effet du chloral commença à se manifester, 15 milligrammes de strychnine comme au second.

Le premier tomba bientôt dans un état de collapsus et périt au bout d'une demi-heure.

Le second éprouva des contractions tétaniques violentes et périt quatre minutes plus tard.

Enfin, chez le troisième il n'observa pas de spasmes tétaniques. Au bout d'une demi heure, le lapin put se lever, marcher et manger, comme s'il n'avait pas été mis en expérience.

De ces expériences, Liebreich a conclu à l'antagonisme du chloral et de la strychnine. Il s'est assuré cependant que le chloral n'est pas l'antidote de la strychnine bien que, pour lui, l'inverse soit exact.

Mais de nouvelles expériences, faites par M. Arnould (1), sont venues contredire cette supposition :

(1) *Presse médicale belge*, 6 février 1870.

1re Expérience. — 2 centigrammes de strychnine tuent un lapin de 2 kilogrammes en 18 minutes.

2me. — Il injecte à un lapin de 2 kilogrammes 200, d'abord 3 grammes et ensuite un quatrième gramme de chloral. Au bout de neuf heures le lapin sort du sommeil.

3me. — Injection de 4 grammes de chloral sur un lapin: sommeil profond. Injection de 0g02 de strychnine : mort au bout de cinq heures sans convulsions. C'est le chloral qui a déterminé la mort.

4me. — Injection de 0g02 de strychnine sur un lapin de 2k500 : convulsions violentes. 4 grammes de chloral : les convulsions disparaissent et font place à un sommeil profond; mais elles reviennent au bout de huit heures et tuent l'animal.

5me. — 4 grammes de chloral injectés chez un lapin : sommeil. 0g02 de strychnine: convulsions. Au bout de deux heures la strychnine tue le lapin.

6me lapin. — Presque simultanément, injection de 4 grammes de chloral et de 0g02 de strychnine : convulsions, mort.

De ces expériences l'auteur conclut que le chloral suspend momentanément l'action de la strychnine qui, elle, n'influence nullement celle du chloral.

2. *Antagonisme avec la fève de Calabar.* — L'antagonisme du chloral avec la fève de Calabar a été signalé par le docteur John Hughes Bennett (1). Voici le résumé des expériences de cet expérimentateur :

1° Il donna à cinq lapins, placés déjà sous l'influence du chloral, des doses d'extrait de Calabar susceptibles d'amener la mort. Ces animaux n'eurent pas de convulsions, mais succombèrent.

2° Un lapin auquel il avait fait une injection de trois quarts de grains d'extrait de Calabar, succomba au bout de dix minutes au milieu de violentes convulsions.

3° Un lapin auquel la même injection avait été faite, mais qui avait pris au préalable quinze grains de chloral, mit deux heures cinquante-trois minutes à mourir et n'eut pas de convulsions.

(1) Fonssagrives, *Gazette hebdomadaire*, n° 29 — 1870.

4° Enfin, dans une autre expérience faite avec les mêmes doses, la mort survint en une heure trois quarts.

5° Dans un dernier essai l'animal revint lentement à lui et guérit.

Dans ces expériences, comme dans celles faites avec la strychnine, le chloral a empêché les convulsions; mais son action, sauf chez un lapin, n'a pas été suffisante pour prévenir la mort.

SECONDE PARTIE

CHAPITRE PREMIER.

Applications thérapeutiques de l'hydrate de chloral.

Les applications thérapeutiques de l'hydrate de chloral se déduisent de ses effets physiologiques; car les médicaments, comme dit Gubler, sont uniquement des modificateurs d'organes ou de fonctions et nullement des antagonistes d'entités morbides. Ils agissent en santé comme en maladie. Ces applications du chloral sont nombreuses. Mais toutes les maladies que l'on a traitées à l'aide de ce médicament, ne l'ont pas été avec un égal succès. Si sur certaines le chloral a une action incontestable, il en est d'autres sur lesquelles cette action est au moins douteuse, et d'autres enfin où elle est absolument nulle et même fâcheuse. C'est pour lui avoir trop demandé et l'avoir employé sans indications bien précises dans trop de maladies, que certains médecins ont eu à enregistrer des accidents, et ont discrédité à leurs propres yeux et à ceux de quelques praticiens un moyen qui, bien ordonné et restreint dans de justes limites, peut rendre de très-grands services.

Je parlerai d'abord des maladies sur lesquelles le chloral a une efficacité réelle, ne faisant qu'énumérer, en passant, celles sur lesquelles il a peu d'action. Je chercherai ensuite dans quelles circonstances ont été produits les accidents attribués au chloral, et tâcherai de déduire de cette dernière étude des contre-indications de ce médicament.

I. Application du chloral comme hypnotique. — Les propriétés hypnotiques du chloral l'ont fait conseiller dans l'insomnie. Ce médicament procure en effet très-vite un sommeil à la fois léger et profond, sans rêves pénibles ni hallucinations, sans influence fâcheuse sur les fonctions digestives et sans réveil désagréable.

Les autres agents, dont la valeur thérapeutique peut être comparée à celle du chloral dans l'insomnie, sont les opiacés et le bromure de potassium. L'opium est en effet un des plus sûrs moyens de procurer le sommeil ; mais il ne le détermine qu'au bout d'un certain temps et après plusieurs heures d'agitation. Ce sommeil est lourd, souvent agité par des rêves pénibles, troublé par des réveils en sursaut, suivi de mal de tête, de torpeur intellectuelle, de mauvaise bouche, d'épigastralgie, de constipation et de perte d'appétit. Le chloral a, il est vrai, causé, d'après de récentes publications anglaises, quelques accidents. Mais ces accidents sont extrêmement rares, eu égard à la quantité innombrable de malades soumis à l'action du chloral depuis l'introduction de ce nouvel agent dans la pratique médicale. Je ne fais que les signaler ici, me réservant de les étudier bientôt en détail. Dans le sommeil chloral, il y a un léger ralentissement de la respiration et de la circulation. La peau devient sèche et un peu fraîche. L'opium au contraire produit des effets stimulants et congestifs. Il donne de la fièvre, de l'agitation, augmente la transpiration et la chaleur à la peau ; et d'ailleurs l'usage habituel de l'opium devient bientôt une cause nouvelle d'insomnie, l'organisme ne pouvant se passer de l'action de cette substance. On se voit alors obligé de recourir à des doses successivement plus considérables : de là, des troubles graves dans les fonctions de la vie animale et de la vie organique. Le chloral au contraire peut être donné pendant très-longtemps à la même dose, et être supprimé subitement dès que la cause de l'insomnie a disparu. Il en résulte que dans un grand nombre de diathèses, de maladies chroniques et douloureuses, où il faut constamment recourir aux sédatifs et aux hypnotiques, le chloral rendra de grands services à l'exclusion de l'opium. C'est ainsi que MM. Weeden Cooke dans le cancer, Bennett dans la phthisie, n'hésitent pas à le placer bien au-dessus de l'opium.

De Græfe (1) emploie le chloral comme hypnotique à la suite de ses opéra-

(1) Laquœur, *Lyon médical*, 12 juin 1870.

tions de cataracte Il le donne le soir vers neuf heures à la dose de 3 gr. Si, deux ou trois heures après, le sommeil n'est pas obtenu, il en fait prendre encore 1 gr. à 2 gr.

Quant au bromure, qui a souvent donné de si remarquables résultats, il est assez infidèle comme hypnotique, et de plus sa tolérance s'établit vite. Le chloral semble donc destiné à occuper la première place dans les prescriptions du médecin, lorsqu'il s'agit de procurer un sommeil calme, prolongé et bienfaisant. Mais s'il s'agit de combattre, en même temps que l'insomnie, une douleur très-vive; le chloral devra disparaître devant l'opium. M. Demarquay a observé avec le chloral un sommeil agité, mêlé de plaintes chez des femmes atteintes de maladies organiques de l'utérus, habituées à prendre des doses élevées d'opium. Au réveil, dit Demarquay, elles réclamaient avec instance leur injection de morphine.

II. APPLICATIONS DU CHLORAL COMME ANALGÉSIQUE ET ANESTHÉSIQUE. — I. *Névralgies*. — Le chloral a dans les névralgies une action incontestable. Ses bons effets ont été signalés dans les névralgies sciatiques (Spencer Wells), sus-orbitaire, sous-occipitale (Namias), trifaciale (Richardson); dans une névralgie tétaniforme (Caravaglia). M. Hardy a publié l'observation d'un malade atteint d'une névralgie occipito-pariétale à forme très-douloureuse avec tétanie des muscles de la nuque, traité avec succés par des injections hypodermiques de chloral. Cette névralgie et la roideur tétanique des muscles de la nuque avaient résisté à l'opium.

Cela ne veut pas dire qu'il faille s'en tenir, dans le traitement des névralgies, exclusivement à l'emploi du chloral, et que, dans un grand nombre de cas, l'usage préalable, simultané ou ultérieur de l'opium, de la belladone, de la quinine, de l'essence de térébenthine, ne puisse rendre de très-grands services. Très-souvent de simples frictions avec l'extrait de belladone suffisent pour faire disparaître la douleur. Les injections de morphine triomphent aussi des névralgies dans un grand nombre de cas. Enfin certaines de ces maladies, celles d'origine palustre, cèdent avec une merveilleuse rapidité au sulfate de quinine. Sur ces dernières, le chloral aurait certainement peu d'action. Elles sont tellement imprégnées de spécificité, que le médicament spécifique dirigé contre la maladie principale, dont elles ne sont qu'un symptôme, agit sur elles avec presque autant de promptitude et toujours plus radicalement que les stupéfiants et les narcotiques. Mais si le chloral a peu d'action sur les névralgies d'origine paludéenne, et s'il doit dans ces maladies céder le pas au sulfate de quinine, il est d'autres névralgies qui ont également une forte dose de spécificité, contre lesquelles il a une action bien supérieure à celle de tous les autres médicaments ; je veux parler des névralgies de nature syphilitique. Les véritables spécifiques de ces névralgies sont certainement le mercure et l'iodure de potassium. Ce dernier médicament surtout jouit d'une merveilleuse aptitude pour calmer et faire disparaître ces douleurs syphilitiques, à quelque période de la maladie qu'elles se produisent. Mais l'action de ces médicaments est lente, et devient insuffisante lorsque les douleurs demandent à être calmées très-vite. Les opiacés et les divers narcotiques sont ordinairement impuissants contre elles. Le chloral, il est vrai, ne les guérit pas; mais il les calme très-rapidement. M. Charles Mauriac a obtenu à l'hôpital du Midi d'excellents effets du chloral dans le traitement de ces algies. Il a publié dans la *Gazette des hôpitaux* de 1870, un grand nombre d'observations dans lesquelles les douleurs ont été heureusement modifiées par l'usage du chloral. « En atténuant, dit-il, ou faisant disparaître les algies syphilitiques, le chloral dont on peut renouveler fréquemment l'administration sans inconvénient, seconde l'effet sédatif des spécifiques (hydrargyre et iodure de potassium) qui s'attaquent à la cause de ces algies et la détruisent. Il leur donne la promptitude d'action qui leur manque. »

Le chloral est aussi indiqué dans les névralgies viscérales, dans les coliques hépatiques et néphrétiques. M. Liebreich pense que l'on doit préférer ce médicament au chloroforme dans la colique hépatique et la lithiase biliaire ; parce que, dit-il, le choral est du chloroforme à l'état naissant, et par conséquent bien plus actif. Pour me résumer, je dirai que le chloral doit être préféré à tous les stupéfiants et narcotiques dans les algies de nature syphilitique; qu'il doit à son tour disparaître devant le sulfate de quinine dans les névralgies de source palustre ; ou qu'il doit du moins, dans ces cas, n'être donné qu'à titre auxiliaire ; et que, dans les autres névralgies, il est surtout indiqué quand on craint que les autres médicaments déterminent des troubles digestifs.

On a pensé que le chloral pourrait être employé en chirurgie comme anesthésique. M. Bouchut est de cette opinion, Il est parvenu à pratiquer l'extraction des dents pendant le sommeil chloral. L'on pourrait, d'après cet auteur, utiliser l'action anesthésique du chloral pour les opérations de petite chirurgie, pour l'extraction des dents, pour les cas de phimosis, de ténotomie, et généralement pour tous les cas de chirurgie qui ne réclament qu'une discrète intervention de l'instrument tranchant. Ces opérations sont certainement très-douloureuses; mais, comme elles sont aussi de très-courte durée et qu'elles demanderaient, pour être faites sans douleur, une forte dose de chloral, je crois qu'en pareils cas le mieux est de s'abstenir de l'emploi du chloral, comme on s'abstient du chloroforme. Dans les opérations de grande chirurgie, le chloral ne saurait être employé comme anesthésique. Le chloroforme demeure là sans rival.

III. Indications tirées de certains effets du chloral sur le système nerveux. — 1° *Délire.* — On a donné avec succès le chloral contre le délire des paralytiques, des maniaques, des épileptiques; contre le délire des opérés et le *delirium tremens.*

A. *Délire des paralytiques.* — M. Voisin (1) donne l'observation d'une malade atteinte d'hémiplégie avec troubles des facultés intellectuelles, pleurs, rires, cris. Le bromure, porté dans l'espace de quinze jours à la dose de 7g50, n'avait amené aucune sédation : le chloral calma très-bien la malade.

B. *Délire des maniaques.* — Le chloral a été administré dans la manie par MM. Jastrowitz, Voisin et Berti.

Chez les malades de M. Voisin, le chloral a amené le sommeil, mais n'a modifié en rien ni la forme ni la marche ultérieure de la maladie.

Le docteur Berti (2) a aussi administré le chloral dans un asile d'aliénés de Milan. Il l'a fait prendre à l'intérieur et en injections hypodermiques à des femmes atteintes de manie avec agitation, délire et insomnie. On leur avait déjà administré le bromure sans résultat. Dans cinq cas, l'hydrate de chloral donné à l'intérieur a produit le calme et le sommeil. M. Berti a encore donné le chloral à des femmes de 18 à 50 ans, atteintes de manie furieuse. Il leur faisait des injections à la dose de 0g50 à 1 gramme toutes les quatre heures, jusqu'à ce qu'il eût obtenu un bon résultat.

(1) Voisin — *Bulletin de thérapeuthique*, février 1870.
(2) Maury — Thèse de Montpellier, 1870.

C. *Délire des épileptiques.* — Dans le même numéro du bulletin de thérapeutique déjà cité, M. Voisin rapporte les observations de deux femmes épileptiques, frappées d'agitation maniaque, chez lesquelles le chloral a amené le calme et le sommeil. Liebreich s'est aussi très-bien trouvé de l'administration du chloral chez un aliéné atteint d'épilepsie, tourmenté par des conceptions délirantes.

D. *Délire des blessés.* — Dans le délire qui complique les divers traumatismes, qui survient après une blessure, une opération, ou après les accouchements. l'efficacité du chloral a été constatée par de nombreux observateurs. MM. Head (1), W. Alexander (2), Tompson (3), Tellier (4), ont publié des cas de folies puerpérales guéris par le chloral. D'autres observations de délire nerveux, chez lesquels le chloral a aussi bien réussi, ont été publiées par MM. Gardinier (5), Hammond (6), Crawford (7). J'ai moi-même recueilli à l'Hôtel-Dieu de Lyon, dans le service de M. Ollier, une observation de délire nerveux traité et guéri par le chloral.

Padioleau, Malgaigne et Maclachlan (*Thérapeutique de Trousseau,* t. II, p. 29), ont pensé que l'inflammation traumatique qui succède aux grandes opérations chirurgicales consiste, pour ainsi dire, en deux éléments : l'élément nerveux ou la douleur, et la fluxion sanguine. Ils ont pensé qu'en paralysant le premier, ils arriveraient, non pas à prévenir l'apparition de l'autre, ce qui est impossible, mais du moins à la modérer, et à lui ôter, par conséquent, son extrême gravité. Ils donnent, en conséquence, l'extrait aqueux d'opium à doses élevées, 30 à 40 centigr., tant que les désordres inflammatoires sont à craindre. C'est dans le même but que MM. Giraldès, Demarquay et Spencer Wells font prendre le chloral à leurs opérés dès que l'opération est terminée. Les malades s'endorment et échappent ainsi aux suites pénibles de l'opé-

(1) Bri — *médic. journ.,* 11 juin 1870.
(2) *The lancet,* 15 janvier 1870.
(3) Edimburg, *méd.-journal,* may 1870.
(4) *The medical,* Record, n° 24, 1870.
(5) *Médical, Times and gazette,* 9 avril 1870.
(6) New-York, *médical-journal,* février 1870.
(7) *Médical, Times and gazette,* 22 janvier 1870.

ration. Cette administration de chloral, en simplifiant les suites de l'opération, semble prévenir l'érysipèle traumatique et le délire nerveux.

E. *Delirium tremens.* — Cette dernière forme de délire est celle qui cède le plus facilement à l'emploi du chloral. Liebreich a le premier appelé l'attention sur ce fait. Depuis, de nombreux cas de guérison ont été publiés par MM. Barnes (1), Bolfour (2), Stivers (3), Fletchert (4), Jastrowitz (5), Chapman (6), Langenbeck (7), Crerschmann (8). Ce dernier observateur a employé avec succès le chloral chez 24 malades atteints de *delirium tremens.* Deux d'entre eux avaient en même temps une pneumonie. Chez tous, il a administré le chloral dans du vin, sauf chez deux auxquels il a fait des injections hypodermiques. La dose a été de 3 à 4 gr. Un des malades a pris jusqu'à la dose considérable de 25 gr. en 22 heures.

2° *Tétanos.* — On a mis à profit l'action hyposthénisante que le chloral exerce sur la moelle épinière, pour combattre le tétanos. Verneuil a le premier publié un cas de guérison de tétanos traumatique traité par le chloral. Ce médicament a été depuis lors souvent donné dans le tétanos, et des cas assez nombreux de guérison ont été signalés. M. Soubise (9) a rassemblé, en réunissant les faits déjà publiés et les siens propres, seize cas de tétanos traités par le chloral. Sur ce nombre, il y a neuf succès et sept insuccès. Voici les conclusions qu'il tire de ses observations : « Le chloral a constamment produit une amélioration notable. Dans tous les cas, on a vu les spasmes diminuer ou même cesser complètement sous son influence, et probablement, dit-il, on aurait obtenu un plus grand nombre de guérisons, si le médicament avait été administré dès le début à des doses suffisantes et d'une façon méthodique. J'ai recueilli moi-même, à Besançon, deux observa-

(1) *Lancet*, 27 novembre 1869.
(2) *Gaceta de Lisbon*, 13 mars 1870.
(3) *Chigaco medical, Times*, juin 1870.
(4) *Bristish med.*, 16 juillet 1870.
(5) Comptes-rendus, *Lyon médical*, 1870, p. 52.
(6) *Klin Wochenschrift*, 1869.
(7) *Klin Wochenschrift*, 1870.
(8) *Gazette hebd.*, 30 juin 1871.
(9) *Du tétanos et de son traitement par le chlonal*, Paris 1870.

tions de tétanos traumatiques. Dans ces deux cas, le tétanos a cédé au chloral. (Observations 3 et 4). Chez l'un de ces malades, le tétanos était, il est vrai, à forme lente; mais chez l'autre les symptômes étaient, au début, tout à fait alarmants, et, si dans la suite ils ont revêtu une forme chronique, cet heureux effet a été, je crois, surtout dû au chloral. Dans les deux cas, le chloral suspendu, les accidents reparaissaient pour céder de nouveau à la reprise du médicament. Dans deux autres cas de tétanos, que je dois à l'obligeance de M. le docteur Christôt, l'issue a été funeste malgré l'emploi du chloral; mais je ferai remarquer que ces deux malades ont été soignés dans des galetas froids et humides, sans lumière. Ils avaient été mal pansés au début et n'avaient eu qu'une alimentation insuffisante; ce qui explique un peu l'insuccès du médicament. (Observations 5 et 6). Dans tous les cas, le traitement du tétanos traumatique par le chloral est, de toutes les méthodes employées jusqu'à ce jour contre cette terrible maladie, celle qui a donné les plus beaux résultats. La névrotomie, les sudorifiques, les bains de vapeur, l'opium, le curare et certains autres médicaments, ont bien réussi dans quelques cas; mais ces faits, excessivement rares, sont perdus et comme engloutis dans la masse des insuccès. Avec le chloral, au contraire, on compte déjà un certain nombre de guérisons. On ne peut certainement pas faire de ce médicament un spécifique contre le tétanos, mais on est pourtant obligé de convenir qu'il peut rendre de réels services dans une maladie presque toujours rebelle aux autres médicaments dirigés contre elle.

On a encore donné le chloral dans l'épilepsie, l'éclampsie, la coqueluche et la chorée.

3. *Epilepsie.* — M. Weidner (1) a publié un cas d'épilepsie amélioré par le chloral. M. Hammond (2) a aussi vu ce médicament réussir une fois dans cette névrose. M. Bouchut l'a vu au contraire échouer complètement. L'état de la malade soumise à l'action de cette substance s'aggrava. J'ai pu moi-même observer à l'Hôtel-Dieu de Lyon, dans le service de M. Chappé, salle Sainte-Marie, n° 11, une jeune fille atteinte d'épilepsie, dont les accès se sont répétés plus fréquemment après la suppression du bromure de potas-

(1) Deutoches, *Archiv. für klinische medicin heft*, 1870.
(2) *New-York medical journal, février* 1870.

sium qui avait été remplacé par le chloral. Ce médicament ne semble influencer la maladie en question que d'une manière immédiate. Il est par conséquent indiqué lorsque les phénomènes convulsifs se succédent avec rapidité et menacent prochainement la vie du malade. Il apaise l'orage, mais n'empêche pas les attaques de se produire ultérieurement.

Eclampsie puerpérale. — Dans l'éclampsie puerpérale, maladie toute soudaine et qui passe avec la même rapidité qu'elle a apparu, le chloral, sans avoir eu des effets constamment favorables, a paru cependant bien plus efficace que dans l'affection précédente. Non-seulement on a obtenu à l'aide de ce moyen un calme d'une durée plus ou moins considérable, mais encore dans un certain nombre de cas, en revenant à plusieurs reprises et avec modération à l'emploi de ce médicament, on a vu les attaques convulsives se suspendre complètement, les malades recouvrer la santé et entrer en convalescence immédiatement. Je citerai à cet égard les observations de MM. Seydewitz (1), Russel (2), Dacre (3), Robb-Ruckardt (4), et Hay (5), qui a vu des convulsions puerpérales céder au chloral après l'emploi inutile de la belladone et du bromure.

Coqueluche. — M. Ferrand (6) s'est très-bien trouvé de l'emploi du chloral dans la coqueluche. Il rapporte l'observation de trois enfants d'une même famille, atteints de coqueluche à forme grave. Cette maladie, qui résistait depuis déjà assez longtemps aux vomitifs (sirop et poudre d'ipeca), au sirop diacode et même au chloroforme, céda très-vite au chloral.

Chorée. — Il existe peu de médicaments qui n'aient été employés contre la chorée. Les antispasmodiques, les narcotiques, les toniques, les ferrugineux, les purgatifs, la strychnine, le tartre stibié, la gymnastique, le bromure de potassium, les douches d'éther pulvérisées ont été successivement

(1) Cité dans la thèse de M. Faure, Paris 1870.
(2) *Med. Times and gazette*, 5 janvier 1870.
(3) *Lancet*, 16 juillet 1870.
(4) Berlin, Woch, VI, 48, 1869.
(5) Practitionner, mars 1870.
(6) *Lyon médical*, 24 mars 1869,

employés contre cette névrose. Je suis, moins que personne, disposé à contester l'efficacité des divers agents dont je viens de parler; mais l'expérience prouve que si la chorée cède généralement au traitement ordinaire et au bénéfice du temps, il est malheureusement certains cas où l'agitation convulsive est d'une violence telle, que tous les moyens connus sont sans action aucune, et que le médecin ne voit que trop souvent encore périr misérablement sous ses yeux de pauvres malades, la peau usée et profondément ulcérée par des frottements incessants que rien ne peut empêcher. Or, le chloral vient offrir une nouvelle ressource là où tout a quelquefois échoué. Déjà un certain nombre d'observations viennent montrer l'efficacité du chloral contre ces chorées rebelles. M. Bouchut (1) l'a plusieurs fois administré avec succès chez des enfants atteints de chorée grave. MM. Hasserviez (2), Carrathers et Hammond ont aussi relaté des observations qui prouvent les bons effets du chloral dans la chorée.

Indications tirées des effets du chloral sur le sang. — D'après Richardson, le chloral altère les globules du sang, retarde et empêche même sa coagulation. Ce médicament est par conséquent indiqué toutes les fois que l'on craint les effets de la coagulation du sang, si particuliers à certaines maladies. M. Zuber (3) relate trois cas de brûlure dans lesquels il s'est bien trouvé de l'emploi de ce médicament. Dans ces affections, le chloral remplit un double but : il émousse la sensibilité et s'oppose à la formation des thromboses et des embolies capillaires, très-fréquentes dans les cas graves, au dire de M. Feltz.

Emploi du chloral dans les accouchements. — De même que le chloroforme, le chloral a été conseillé et employé dans les accouchements. Le docteur Lambert (4), ex-chirurgien à la maternité d'Edimbourg, a formulé, sur l'emploi de ce médicament, les conclusions suivantes : « Le chloral est un agent d'une grande valeur pour enlever les douleurs de l'accouchement. Il

(1) *Gazette des hôpitaux*, 16 novembre 1869.
(2) Hasserviez, *Traitement de la chorée par le chloral*, Paris, 1870.
(3) Zuber, thèse de Strasbourg, 1870.
(4) Cité *Gaz. hebd.*, juin 1871.

est démontré que le travail peut être conduit du début à la terminaison sans que la femme en ait conscience et sous l'influence exclusive du chloral. Le meilleur mode d'administration se fait par des doses fractionnées de 0g975. Le chloral semble activer les contractions utérines en amenant la suspension de toutes les actions réflexes qui tendent à entraver l'excitabilité *(incitability)* des centres des mouvements organiques. »

M. Lecacheur (1) a vu donner le chloral dans quinze accouchements. Cet agent n'a jamais entravé la marche de l'accouchement, ni occasionné de complication, ni exercé d'influence fâcheuse sur la santé de l'enfant.

Les mêmes propositions qui viennent d'être formulées par MM. Lambert et Lecacheur, ont été émises en 1847 par Simpson et Paul Dubois à propos de l'éther et du chloroforme ; et cependant cette application des anesthésiques aux accouchements n'a été bien accueillie qu'en Angleterre et dans l'Amérique du nord. Un plus bel avenir en obstétrique est-il réservé au chloral? N'y a-t-il pas à craindre par son emploi, comme par celui du chloroforme, l'inertie utérine, des hémorrhagies, la rupture du périnée, le développement de la folie puerpérale, des accidents pour l'enfant? Dans les faits observés jusqu'ici, tout s'est très-bien passé. Pas le moindre accident n'a été signalé. Mais s'en suit-il pour cela que le chloral doive être employé dans tous les accouchements indistinctement quelque normal et favorable que soit l'aspect sous lequel ils se présentent et quelque rapides que soient leurs progrès, et cela pour débarrasser la malade d'une partie de ses douleurs, si modérées qu'elles soient? Est-il prudent d'administrer en toute occasion un médicament auquel on a reproché quelques accidents? Ces accidents, pour être excessivement rares, n'en doivent pas moins être mis en ligne de compte, et leur crainte doit faire abstenir du chloral dans les accouchements simples et réguliers, sauf peut-être le cas où la femme, étant à la fois primipare, nerveuse, impressionnable et pusillanime, redoute à l'excès les douleurs du travail. Mais ce médicament peut surtout rendre des services quand il existe une rachialgie excessive, des vomissements incoercibles, des coliques et des crampes violentes ou des douleurs intolérables se répandant dans les membres

(1) Lecacheur, *de l'Hydrate de chloral et de son emploi dans les accouchements.* Thèse de Paris, 1870.

inférieurs. Il est, je crois, prudent de suivre, pour l'administration du chloral, la règle que l'on observe quand on donne le chloroforme ; c'est de ne l'administrer qu'à la période d'expulsion, soit quand la dilatation du col se complète, soit lorsque l'enfant commence sa migration à travers le canal utéro-vulvaire.

Il me resterait encore, pour être complet, à parler des applications thérapeutiques du chloral dans un grand nombre d'autres maladies très-diverses quant à leur nature et à leur symptomatologie, telles que le rhumatisme, la goutte, les maladies inflammatoires et organiques de l'encéphale, l'ataxie-locomotrice, l'hystérie, les maladies cardiaques, celles de poitrine, les fièvres graves, le cancer, etc. On pourrait ainsi passer en revue tout le champ de la pathologie ; car il est peu de maladies dans lesquelles le chloral n'ait été donné. Mais parmi celles que j'ai énumérées, il en est sur lesquelles l'action du chloral est douteuse ou nulle ; d'autres avec lesquelles des accidents ont été constatés. Je ne m'occuperai pas des premières ; car avant de se prononcer, il est prudent d'attendre de l'expérimentation clinique des faits plus concluants que ceux que nous avons actuellement. Quant aux accidents attribués au chloral, je vais les passer en revue, examiner dans quelles circonstances ils se sont produits, et tirer de cette étude quelques contre-indications de ce médicament.

CHAPITRE II.

Accidents occasionnés par le chloral. — Contre-indications de ce médicament.

M. Laborde (1) est le premier qui ait signalé les accidents du chloral. Ayant fait avec ce médicament des injections hypodermiques sur des cochons d'Inde, cet expérimentateur observa d'abord une irritation assez vive, puis une inflammation avec infiltration purulente, et finalement des eschares gangréneuses.

Une dose de 1g50 à 2 grammes de chloral, qu'il prit pendant trois jours, lui fit éprouver une sensation très-douloureuse au creux épigastrique et de très-vives coliques. Il fut un moment dans un état nauséeux et lipothymique avec sueurs profuses.

Depuis la communication de M. Laborde jusqu'à ces derniers mois, de nombreuses publications ont été faites sur le chloral. Dans toutes sont signalés des cas de guérison de telle ou telle maladie par l'emploi de ce médicament ; dans aucune on ne parle d'accidents qui lui soient imputables. Aussi, les faits de M. Laborde ont été attribués par la plupart des auteurs à l'impureté de la substance employée. Cependant de nouvelles publications, récemment faites à la société de thérapeutique (2), montrent que l'emploi du chloral n'est pas une chose indifférente qu'on puisse abandonner au premier venu, le danger étant à côté de ses effets remarquables. Des doses, même modérées, ont donné lieu non-seulement à des accidents plus ou moins graves, mais même à des effets funestes. C'est ainsi qu'on a observé quelquefois des eschares gangréneuses, après des injections de cette substance;

(1) *Gaz. hebd.*, n° 47, 1867.
(2) *Bulletin thérap.*, nos des 30 avril et 30 juin 1871.

d'autres fois, quel qu'ait été son mode d'administration, des troubles digestifs, des phénomènes de congestion de la face, de *subdelirium;* des cas d'urticaire, de purpura, des syncopes, et enfin deux ou trois cas de mort.

De petites eschares gangréneuses, survenues après des injections de chloral, ont été signalées par Bouchut, Giraldès et quelques autres auteurs. Mais cet accident, assez rare du reste, n'est pas particulier aux injections de chloral; il survient aussi après les autres injections médicamenteuses, celles d'atropine, de morphine, etc. Il est un peu plus fréquent, il est vrai, avec le chloral qu'avec ces divers médicaments; mais il n'offre aucune gravité.

On a observé aussi quelquefois de l'épigastralgie, des nausées, des vomissements (Richardson), des coliques, de l'anorexie. Mais ces phénomènes ne surviennent qu'avec de très-fortes doses, ou quand les malades ont une susceptibilité exagérée de l'estomac. Il y a en ce moment-ci dans les salles de la clinique médicale de Lyon, dans le service de M. Teissier, une femme atteinte d'un ulcère de l'estomac, qui ne peut supporter que le lait et le chloral. M. Pidoux (1) a vu des malades se refuser à prendre le médicament en question, à cause du mauvais goût qu'il laisse à la bouche. Ce goût n'offre certainement, quoi qu'en ait dit M. Liebreich, rien d'agréable; mais il est très-facile de le masquer avec de l'eau de menthe, du sirop d'écorce d'orange amère, etc.

MM. Demarquay et Crichton Browne ont signalé des phénomènes de congestion de la face et même de *subdelirium.* Les malades, dit M. Crichton Browne, chez lesquels ces phénomènes se produisaient, se plaignaient de chaleur brûlante à la face, de se sentir tout en feu et d'éprouver en même temps de l'étourdissement, de l'incertitude dans la marche et de la confusion dans les idées. M. Crichton Browne a observé que cet état hypérémique se présentait très-rarement après une seule et même après plusieurs doses de chloral; mais qu'en général il se manifestait quand il en avait été pris d'une manière régulière pendant un certain temps.

Deux cas d'urticaire aigu ont été observés chez deux personnes qui jamais, avant l'usage de ce médicament, n'avaient été affectées de cette maladie, et

(1) Cité dans le *Bulletin de thérapeutique*, 30 juin 1871.

qui s'en sont trouvées atteintes au moment où elles étaient soumises à son action. L'un de ces deux cas a été rapporté par M. Crichton Browne, le second par Winter Fisher (1). Ce dernier observateur a supprimé chez son malade le chloral à l'apparition de l'urticaire, l'a redonné vingt jours après, et a vu de nouveau survenir l'éruption. La production de l'urticaire semble bien devoir être attribuée au chloral; je crois cependant que de nouveaux faits sont encore nécessaires avant d'ajouter une cause de plus à une maladie qui en a déjà tant.

M. Crichton Browne rapporte aussi deux cas de purpura dont il attribue la production au chloral. C'est sur deux femmes aliénées et âgées que se sont produits ces accidents. Or, le purpura sénilis s'observe assez souvent chez les vieilles femmes aliénées. Chez l'une de ces femmes, qui succomba, l'autopsie révéla une adhérence du péricarde et du cœur, lequel présentait, dit M. Crichton Browne, de nombreuses et profondes altérations de l'hypérémie et de l'œdème du poumon droit, l'état graisseux du foie, des altérations des reins et de leurs capsules, un kyste de l'arachnoïde droite, et diverses autres lésions de l'encéphale.

Le chloral est, comme le chloroforme, doué de propriétés capables de diminuer l'action du cœur et même de l'arrêter complètement; 0gr15 de cette substance arrêtent en effet le cœur d'une grenouille en diastole (2). Aussi est-ce chez les personnes prédisposées aux syncopes qu'on a vu les plus graves accidents.

C'est ainsi que MM. Fuller et Potain ont observé, après une ou plusieurs doses de chloral, des lipothymies avec affaiblissement extrême du pouls. Dans quelques cas, les symptômes de dépression et de défaillance de l'action du cœur se sont produits à un degré extrêmement alarmant. Mais les effets pernicieux que peut exercer le chloral dans certaines conditions ne se sont pas bornés à mettre la vie en péril; dans quelques cas la mort est survenue.

M. Fuller rapporte l'observation d'une jeune dame de vingt ans, atteinte d'hystérie avec insomnie, qui prit trente grains de chloral, tomba dans un sommeil extrêmement lourd et expira trente-quatre heures après, sans avoir

(1) Rapporté dans le *Bulletin de thérapeutique*, 30 juin 1871.

(2) Ernest Labbé.— *Action du chloral sur la circulation.*— Archives de médecine, I. II. 1870.

donné le moindre signe de connaissance ni remué un muscle depuis le moment où elle s'était endormie. La malade avait accusé, avant de s'endormir, une forte douleur dans la poitrine. Les extrémités étaient restées froides pendant tout le temps et le pouls n'avait pas toujours pu être compté.

Un autre cas de mort, imputable au chloral, a été relaté par M. Crichton Browne. Ce médicament fut donné, du 24 février au 24 décembre 1870, à un aliéné très-agité. Ce malade se disait soulagé par le chloral. Il était privé de sommeil chaque fois qu'il ne le prenait pas. Son état mental semblait même s'améliorer. En novembre et décembre il fut plusieurs fois pris subitement de terreur et d'angoisse. Le 24 décembre, ayant pris sa dose de chloral plus tôt qu'à l'ordinaire, et une heure seulement après son repas du matin, on le vit, vingt-cinq minutes après, marcher en chancelant, la face vultueuse. Arrivé au dortoir, il tomba contre un lit, devint mortellement pâle, fit quelques efforts convulsifs et expira. Le corps était pâle, les muscles flasques, les pupilles largement dilatées. A l'autopsie, on trouva les lésions suivantes : congestion hypostatique des capillaires et des veines superficielles (celles-ci se dessinaient en lignes violacées sur toute la surface du corps), plusieurs plaques blanches d'aspect fibreux sur le feuillet viscéral du péricarde, amincissement des parois du cœur gauche, épaississement des parois droites, dilatation des cavités remplies de sang noir fluide ; poumons gorgés de sang noir, état graisseux du foie, sinus de la dure-mère vides, arachnoïde épaissie, d'aspect laiteux ; substance cérébrale anémique, ventricules remplis d'un liquide clair.

Enfin, un troisième accident mortel survenu après l'usage du chloral, a été signalé par MM. Hunt et Watkins (1). Un ecclésiastique, atteint de dyspepsie, commença par prendre 20 grains de chloral et 20 grains de bromure de potassium ; puis cette dernière substance fut laissée de côté. Cette dose fut ensuite graduellement augmentée, sans qu'on ait pu savoir jusqu'à quelle quantité. Aucun médecin n'en dirigea l'administration. Il en fit, paraît-il, malgré les avis du chimiste qui le lui fournissait, un véritable abus. Il fut trouvé mort au bout de deux mois. A l'autopsie on trouva une concrétion blanche et lisse de la largeur de l'ongle sur le feuillet viscéral qui

(1) Cité dans le *Bulletin de thérapeutique*. 30 juin 1871.

recouvre la face antérieure du ventricule gauche. Les méninges étaient congestionnées, les circonvolutions remarquablement larges et pâles. La substance cérébrale était pâle, molle et friable.

Dans ces divers cas, la mort semble devoir être attribuée à une action paralysante exercée sur le cœur par le chloral.

Dans le cas de M. Crichton Browne, le malade a évidemment succombé à une syncope occasionnée probablement par le chloral. Il ne prenait que 30 grains de ce médicament dans les 24 heures, mais il en prenait depuis longtemps. Or, il paraît prouvé par les observations de Streatfield (1), de Crichton Browne (2) et de quelques autres expérimentateurs, que l'action d'une dose de chloral peut se manifester pendant plusieurs jours après son administration, et qu'elle peut, par conséquent, s'ajouter dans certaines circonstances à l'action d'une nouvelle dose. Ce malade avait en outre des lésions cardiaques qui le prédisposaient à la syncope.

La mort de l'ecclésiastique de MM. Hunt et Watkins paraît aussi devoir être attribuée à l'action paralysante que le chloral exerce sur le cœur. Elle dut être subite comme la précédente. Le malade fut, un matin, trouvé mort dans son lit, sans que rien, la veille, eût fait supposer une aggravation de la maladie. M. Hunt le vit une heure après et trouva le corps encore partiellement chaud, avec la face pâle et calme, sans vomissements, sans rien qui donnât lieu de supposer que la terminaison eût été précédée d'aucune agitation. L'autopsie ne révéla pas de lésion suffisante pour expliquer la mort d'une autre manière que par une syncope. Mais ici le traitement n'avait été dirigé par aucun médecin, et le malade avait fait un véritable abus du chloral.

Enfin, chez la jeune dame soignée par M. Fuller, la mort a été précédée d'une longue agonie pendant laquelle on a surtout noté des symptômes de dépression et de défaillance de l'action cardiaque. Cette dame étant hystérique, était aussi prédisposée aux syncopes. Ici encore la mort semble devoir être attribuée à l'action paralysante du chloral sur le cœur.

Parmi les accidents du chloral, c'est donc la syncope qu'il faut surtout

(1) *Lancet*, 10 juin 1870.

(2) Cité dans le *Bulletin de thérapeutique*. 30 juin 1871.

redouter. Par conséquent, toutes les conditions physiologiques ou pathologiques qui y prédisposent sont des contre-indications à l'emploi de ce médicament.

Sans doute aucune condition d'âge, de sexe ou de tempérament n'exclut le chloral d'une manière absolue : cependant, comme l'action de cette substance paraît être retardée ou atténuée dans ses conséquences par les états hygides ou morbides qui se traduisent par l'hypersthénie et par l'éréthisme vasculaire sanguin ; qu'elle semble, au contraire, être facilitée et aggravée par les conditions inverses, la débilité, l'hypoglobulie et l'ischémie des centres nerveux, il est prudent de ne donner le chloral qu'à très-petites doses chez les sujets tout à fait anémiques.

Quant aux contre-indications tirées de l'ordre pathologique, on peut poser en principe l'abstention du chloral dans toutes les maladies qui prédisposent aux syncopes. De ce nombre sont certaines névroses ; la faiblesse qui suit les grandes pertes de sang, la commotion et la stupeur, causées par les grandes blessures, et par dessus tout, les affections cardiaques.

Les maladies de poitrine ne contre-indiquent pas l'emploi du chloral. Bennett, d'Edimbourg (1), a donné ce médicament à certain nombre de phthisiques et n'a jamais observé d'accidents. Il est cependant, je crois, prudent de ne l'administrer qu'à faible dose quand les malades sont très-débilités.

Bouchut recommande de ne pas le prescrire dans les maladies inflammatoires du cerveau, à cause de l'hypérémie qu'il pourrait y déterminer. Mais ce n'est qu'exceptionnellement qu'il congestionne le cerveau ; habituellement au contraire il amène l'anémie de cet organe. Desprès (2) cite un cas de méningite traité avec succès par le chloral.

Enfin, d'après Liebreich, il faudrait éviter de prescrire le chloral en potion, quand on peut craindre une altération gastro-intestinale.

(1) Cité par Fonssagrives, *Gazette hebd.*, n° 29, 1870.
(2) Desprès. — Société de chirurgie, 27 avril 1870.

CHAPITRE III.

Doses. — Modes d'administration.

L'hydrate de chloral a été donné à des doses très-variables, depuis 0g50 jusqu'à 25 gr. (1).

La dose moyenne pour les adultes est de 2 gr. Pour un enfant de deux ou trois ans, Giraldès conseille de donner 1 gr. d'hydrate de chloral en deux fois. Au dessus de quatre ans, on peut leur donner la dose moyenne des adultes (Bouchut, Giraldès).

Faut-il fractionner les doses ou administrer d'emblée la quantité voulue? — Beaucoup d'observateurs conseillent de faire prendre la dose en une seule fois, afin d'éviter les effets d'excitation que produisent toujours les petites doses. La pratique la plus sage paraît être de fractionner les fortes doses, et de faire prendre en une ou deux fois les moyennes et les petites.

Le chloral, n'ayant aucune action sur la digestion, peut être administré avant ou après le repas.

On peut donner le chloral en potion, en capsules, en lavement, en injections hypodermiques, en inhalations. Les pommades au chloral sont très-peu usitées.

Le véhicule ordinaire du chloral en potion est l'eau simple et le mucilage de gomme. On peut y ajouter un correctif, tel que le sirop d'écorce d'orange amère, le sirop de Tolu, ou une eau aromatique. Voici une potion souvent employée dans les hôpitaux de Lyon :

(1) Curschmann (*Gazette hebd.*, 30 juin 1871) a donné sans accidents cette énorme dose dans un cas de *delirium tremens.*

Pr. Hydrate de chloral............................ 2 grammes.
Sirop simple................................ 30 grammes.
Eau....................................... 100 grammes.

M. Limousin (1) a imaginé des capsules contenant chacune de 0g20 à 0g30 d'hydrate de chloral.

Le lavement de chloral est aussi un excellent procédé pour administrer le médicament. La formule est de 2 à 3 grammes pour 150 grammes d'eau.

On peut encore donner le chloral en injections hypodermiques; mais comme cette méthode a occasionné quelques légers accidents, il vaut mieux lui en préférer une autre.

Richardson fait inhaler l'hydrate de chloral après l'avoir fait dissoudre dans l'éther.

M. Mandl (2) a imaginé des cigarettes au chloral qui ont donné de bons résultats dans les affections bronchiques.

La dose de 2 grammes est celle que l'on donne généralement. Elle est suffisante dans la plupart des cas; mais, si l'effet voulu n'est pas obtenu, on peut l'augmenter de beaucoup et la porter sans danger jusqu'à 10 grammes.

Seulement il est bon, avant de donner de fortes doses, d'éprouver le degré de résistance du malade.

OBSERVATION I.

Névralgie de nature syphilitique à forme très-douloureuse traitée avec succès par l'hydrate de chloral.

E. L., ouvrière, âgée de 35 ans, entre le 19 avril 1871 à l'Hôtel-Dieu de Lyon, salle Saint-Maurice, n° 11, dans le service de M. Chatin, pour une névralgie du cuir chevelu et de la face.

Interrogée sur ses antécédents, elle répond qu'elle a toujours été sujette à la migraine et qu'elle a quelquefois des crises d'hystérie. La menstruation

(1) Limousin, *Journal de pharmacie et de chimie*, avril 1870.
(2) Mandl, *du chloral dans les affections bronchiques*, *Gazette des hôpitaux*, 1870.

est régulière. Depuis deux mois, elle ressent des douleurs extrêmement vives dans le cuir chevelu, à la face, à la partie latérale gauche du cou et au bras gauche. Ces douleurs ont pour caractère d'être beaucoup plus vives vers la fin de la nuit, vers quatre heures du matin, et de revenir par accès. Depuis un mois à un mois et demi elle a une éruption généralisée de papules qui sont en ce moment en voie de disparition. Elles ont une coloration rouge cuivré et ne s'accompagnent pas de la moindre démangeaison. Il y a des plaques muqueuses à la face interne de la joue droite, un peu de rougeur au fond de la gorge. Pas d'alopécie ni de croûtes dans les cheveux; engorgement ganglionnaire nul. L'examen des organes génitaux montre des plaques muqueuses à la face interne des grandes et des petites lèvres et un écoulement leucorrhéique assez abondant. Rien du côté de l'anus. La malade avoue avoir eu, il y a environ trois mois, un chancre qui a persisté une quinzaine de jours et pour lequel elle n'a fait qu'un traitement local Les douleurs nocturnes qu'éprouve actuellement la malade sont tellement vives, que les nuits se passent presque sans sommeil. Elle est soumise au traitement mixte. On lui donne 2 pilules de proto-iodure de mercure et un gramme d'iodure de potassium, à prendre dans les vingt-quatre heures. En même temps, afin de calmer les douleurs, on lui fait prendre successivement de l'opium, de la valériane, de la quinine et des pilules de térébenthine; mais ces derniers médicaments n'ont aucune influence sur la céphalée.

Le 22 avril, comme, malgré le traitement institué, la malade éprouve toutes les nuits ses crises, on lui donne une potion avec 1 gramme d'hydrate de chloral.

23 avril. — Sans avoir éprouvé un trouble quelconque, la malade s'est endormie à huit heures du soir d'un excellent sommeil qui a duré jusqu'au matin. Au réveil, elle a éprouvé un peu de pesanteur dans les paupières supérieures. Les douleurs persistaient, mais étaient moins vives que les jours précédents. Au moment de la visite il y a encore un peu de tendance au sommeil. Potion avec 2 grammes de chloral.

24 avril. — Nuit agitée. Les douleurs ont reparu aussi vives qu'au début. On continue les pilules de proto-iodure de mercure, l'iodure de potassium et la potion de chloral.

25 avril. — L'attaque hémicrânie est encore revenue pendant la nuit, mais bien moins forte qu'habituellement. Même traitement.

26 avril. — L'attaque a été à peine sentie; la malade a dormi presque toute la nuit.

Les 27, 28, 29 avril et jours suivants, la névralgie diminue insensiblement et finit par disparaître.

OBSERVATION II.

Douleurs rhumatoïdes. — Névralgie occipito-pariétale à forme très-douloureuse. — Tétanie des muscles de la nuque. — Injections hypodermiques de chloral. — Guérison (1).

Ch. E., franc-tireur de Maine-et-Loire, est traité dans une maison particulière de Dijon par mon ami, le docteur Bernheim, pour un état rhumatismal léger accompagné d'une éruption polymorphe mal déterminée. Le 1er février il est évacué sur la salle philarmonique, transformée en ambulance pour recevoir les blessés des combats des jours précédents. Pendant ce transport, le malade a la tête incomplètement couverte, et le froid est très-vif.

Le soir de son arrivée il accuse des douleurs très-vives dans la région occipito-pariétale droite. Ces douleurs sont limitées à cette région et n'atteignent pas le front. A onze heures, je suis appelé auprès du malade que l'opium administré à l'intérieur n'a pas réussi à calmer. Il souffre violemment et pousse des gémissements continuels qui empêchent de dormir les blessés couchés dans la salle.

Je fais alors sur le point le plus douloureux, qui se trouve situé à peu près au centre de la région pariétale, une injection hypodermique de chloral (1 gramme). Le soulagement est immédiat, la douleur disparaît au bout d'une heure. La nuit se passe très-calme.

Le lendemain matin à la visite, le malade accuse de nouveau de la douleur. La région sous occipitale-droite est douloureuse, mais dans des limites beaucoup plus supportables que la veille. Je pratique une nouvelle injection de chloral (0g50).

(1) Due à l'obligeance du docteur Christôt, chef de clinique à l'Hôtel-Dieu de Lyon.

Le malade se plaint en outre d'une difficulté pour les mouvements d'extension et de rotation de la tête. La région postérieure du cou, examinée avec soin, ne présente à noter qu'une douleur à la pression au niveau des splenius qui ne me paraissent pas contracturés. Le soir, à la contre-visite, la douleur occipitale a complètement disparu, mais les muscles de la nuque sont devenus le siége d'une contracture des mieux caractérisées. La tête est maintenue immobile. Les mouvements communiqués sont douloureux, et toute la région est dans un état hypéresthésique dont le malade se plaint vivement.

La parfaite immunité des muscles masticateurs, l'état apyrétique du blessé, les anamnestiques, le coup de froid de la veille me rassurent complètement sur cette sorte de tétanos. Je porte le diagnostic de tétanie rhumatoïde des muscles de la nuque, et je prescris 10 grammes d'acétate d'ammoniaque à prendre dans des infusions de thé et de tilleul, en même temps que des applications locales d'un liniment ainsi composé :

Huile de morphine............. 40 gr.
Chloroforme................. 20 gr.

La nuit est tranquille.

Le 3 février, les phénomènes de contracture sont plus accusés. La tête est étendue et maintenue immobile sur la colonne vertébrale. Les muscles de la nuque forment deux cordes volumineuses et rigides très-douloureuses à la pression ; l'état hypéresthésique de la peau est sensiblement le même que la veille. Les muscles des mâchoires sont dans leur état normal. Le pouls est à 76.

Encouragé par les essais antérieurs, je pratique sur la ligne médiane de la nuque, au niveau de l'apophyse épineuse de la quatrième vertèbre, une injection hypodermique de chloral (1 gr.) La détente est presque immédiate. Le soir, la contracture est encore sensible, mais les mouvements de rotation de la tête peuvent se faire dans de petites limites. Le lendemain, il n'y a plus qu'un peu de torpeur et d'engourdissement des muscles. Les phénomènes se dissipent rapidement. Pendant treize jours que le malade a été en observation dans la salle philarmonique, ni la névralgie ni la tétanie ne se sont reproduites. Les docteurs Bernheim et Demorée, de Dijon, ont été témoins de ce fait intéressant.

OBSERVATION III.

Coup de feu au tiers inférieur du bras gauche. — Fracture comminutive de l'humérus avec lésion de l'articulation du coude.— Amputation.— Tétanos.— Traitement par le chloral.— Guérison.

Vozzal Frédéric, soldat de la 4e landwher, âgé de 35 ans, d'un tempérament sanguin, d'une forte constitution, entre le 14 janvier 1871 à l'hôpital Saint-Jacques de Besançon, salle Saint-Charles, n° 24, dans le service de M. Crispin.

Il a reçu les jours précédents à Arcey un éclat d'obus au bras gauche. L'humérus est fracturé comminutivement dans son tiers inférieur; l'articulation du coude est atteinte; les tissus voisins sont fortement contusionnés et comme broyés dans une étendue de sept à huit centimètres au-dessus de l'articulation. L'amputation est jugée nécessaire. Elle est faite le 15 janvier matin par M. Crispin, à la réunion du tiers moyen et du tiers supérieur du bras par la méthode à deux lambeaux (interne et externe). Ni l'opération, ni ses suites immédiates n'offrent rien de particulier à noter. L'état général et local se conservent parfaits jusqu'au 24 janvier, neuvième jour de l'opération.

24 janvier. — La nuit a été agitée; le malade accuse une douleur vague dans les deux joues et derrière le cou, ainsi qu'un peu de difficulté pour ouvrir la bouche. Le pouls bat quatre-vingt-dix fois par minute. L'inspection de la plaie montre une suppuration abondante de bonne nature avec de nombreux bourgeons charnus. Le malade y ressent une espèce d'agacement sans douleur bien précise, des fourmillements analogues à ceux que l'on éprouve quand on a le bras engourdi. Pansement avec des plumasseaux de charpie imbibés de laudanum; boissons diaphorétiques abondantes et chaudes; potion avec 6 grammes d'acétate d'ammoniaque.

Le soir, difficulté plus grande de la déglutition; trismus marqué. Le doute n'est plus permis. Potion avec 0g10 d'extrait aqueux d'opium.

25 janvier au matin. — Le malade n'a pas dormi. Face rouge et violacée; impossibilité de desserrer les dents; masseters durs et fortement contracturés,

rire sardonique, tête renversée en arrière, forte contracture des muscles des gouttières vertébrales et dorsales. Rien du côté de la région lombaire. La miction est facile. Le thorax se dilate difficilement et la respiration devient abdominale. Le pouls bat quatre-vingt-dix-huit fois par minute. Potion avec

Hydrate de chloral	8	grammes.
Sirop simple	30	—
Eau	100	—

à prendre dans les vingt-quatre heures.

Soir. — Même trismus; contracture, comme le matin, des muscles des gouttières vertébrales et dorsales, et de plus de ceux de la région lombaire. Le corps décrit un arc de cercle; la tête et les pieds portent seuls sur le lit. Quand on découvre le malade, le frôlement des draps détermine des contractions réflexes. La sensibilité au contact n'est pas altérée, la sensibilité au froid est très-exagérée. Des piqûres d'épingle très-légères provoquent une sensation très-douloureuse accompagnée de mouvements réflexes, immédiats et saccadés. Respiration difficile; pouls 104.

Le 26 janvier au matin, le malade accuse un grand mieux. Le trismus persiste, mais la roideur du tronc et des membres est bien moindre. Il plie un peu les jambes, fléchit les genoux. Les spasmes qui, la veille, se renouvelaient très-souvent, sont aujourd'hui très-rares. La respiration est plus facile. Pouls 90. Potion avec hydrate de chloral, 8 grammes; café alcoolisé.

Soir. — Le mieux continue. Le trismus a bien diminué. Le malade desserre les dents. Il éprouve des élancements dans le bras opéré. La respiration est ample et silencieuse. Le pouls bat quatre-vingt-dix fois par minute

27 janvier. — Diminution notable de la contracture. Possibilité de soulever la tête et de la porter en avant. La bouche s'ouvre largement; la parole est beaucoup plus facile; la déglutition se fait presque normalement. Le malade réclame des aliments. Pouls 88. Même traitement.

Soir. — Même état de bien-être.

28 janvier. — Cessation presque complète de toute contracture. Le menton peut être rapproché très-près du sternum. Gémissements du malade; il accuse des douleurs fulgurantes dans le bras opéré. La plaie a bon aspect et marche rapidement vers la cicatrisation. Mêmes prescriptions. Frictions autour du moignon avec la pommade belladonée.

Soir. — Les douleurs du bras sont bien moins fortes.

29 janvier. — Le malade est dans une somnolence dont il n'est presque pas sorti depuis la contre-visite de la veille. Interrogé sur ce qu'il ressent, il répond qu'il se trouve bien et referme les yeux aussitôt. Le pouls est calme et de force moyenne. Potion avec 8 gr. d'hydrate de chloral ; suppression des frictions avec la pommade belladonée.

Soir. — Même état de somnolence. Le malade s'est éveillé un moment pour prendre son repas et s'est endormi ensuite.

30 janvier et jours suivants jusqu'au 8 février. — Amélioration progressive et cessation à peu près complète de tout phénomène tétanique. La guérison est regardée comme certaine. La plaie du bras est presque cicatrisée. Le 8 février, la potion de chloral est remplacée par une autre potion avec 5 centigrades d'extrait aqueux d'opium.

9 février. — Lassitude extrême. Les spasmes sont revenus. Le malade, extrêment alarmé, frémit dès qu'on touche les couvertures. Il réclame son ancienne potion. Il éprouve de la roideur dans le cou, mais cependant sa tête peut être portée en avant. Le moindre contact détermine des mouvements réflexes dans tout le corps. L'abdomen est un peu tendu. Le malade n'a pas uriné depuis la veille. L'urine, retirée par le cathétérisme, se montre chargée d'urates, mais sans traces de sucre ni d'albumine. Le pouls, de 75 monte à 90 pulsations. La plaie est douloureuse. Le malade y accuse une sensation très-forte de brûlure. Il demande à plusieurs reprises d'être pansé avec de la charpie imbibée d'eau froide. Potion avec 8 gr. d'hydrate de chloral; pansement selon le désir du malade.

Soir. — Amélioration notable. Les spasmes ont diminué en nombre, en durée et en intensité. La charpie imbibée d'eau froide a un peu calmé la douleur.

10 février. — La nuit a été bonne. Les spasmes ont presque complètement cessé. La douleur du bras a aussi considérablement diminué. Le malade a uriné sans cathétérisme. Le pouls bat 80 fois par minute. Mêmes prescriptions.

Soir. — Le malade est plongé dans une somnolence complète.

11 février. — Le mieux de la veille continue. Le malade réclame une augmentation d'aliments. La dose de chloral est diminuée de moitié.

12 février. — Nuit agitée ; céphalalgie intense ; quelques spasmes, sueurs profuses ; pouls 95. Le malade demande à être sondé. L'urine a une

couleur rougeâtre. Potion avec 8 gr. d'hydrate de chloral; 12 grammes bi-carbonate de soude à prendre dans la tisane.

13 février. — L'agitation de la veille a complètement cessé, les sueurs ont disparu, la miction est devenue facile. La potion avec 8 gr. d'hydrate de chloral est encore continuée; mais les jours suivants, elle est diminuée d'abord de moitié, et, l'amélioration persistant, elle est complètement supprimée.

Le 2 mars, quand j'ai quitté Besançon, le malade n'avait eu ni contracture ni spasme, depuis le 12 février. La cicatrisation complète de son moignon et l'état général qui était excellent, faisaient regarder sa guérison comme tout à fait certaine.

OBSERVATION IV.

Coup de feu en séton à la cuisse droite. — Tétanos. — Traitement par l'hydrate de chloral. — Guérison.

S. J., âgé de 29 ans, soldat au 4me zouaves, entre le 30 janvier 1871 au collége catholique de Besançon, transformé en ambulance, salle 7, n° 45, dans le service de M Delune.

Il a été atteint, il y a quinze jours, d'un coup de feu à la bataille de Villersexel. La balle a pénétré à la partie antérieure de la cuisse droite, à peu près à la réunion du tiers inférieur avec le tiers moyen, et est ressortie à 6 ou 7 centimètres de ce point. L'ouverture d'entrée nette, déprimée vers le trajet fistuleux qu'a produit la balle, est plus interne que celle de sortie qui est un peu plus grande, irrégulière, à bords saillants en dehors, et qui est située à 2 ou 3 centimètres environ au-dessus de la première. La balle a parcouru un trajet oblique de dedans en dehors et de bas en haut. Ce trajet est superficiel. Ni fémur ni vaisseaux ne sont intéressés. Le malade est transporté d'ambulance en ambulance, de Villersexel à Clerval, puis à Beaume-les-Dames, et finalement à Besançon, à la caserne Saint-Paul, où l'on envoyait les soldats qui ne paraissaient pas très-gravement malades.

Pendant ce voyage il a beaucoup souffert du froid. En arrivant à Besançon, il est tout courbaturé.

Le 28 janvier, il éprouve un peu de gêne pour écarter les mâchoires.

Le 29, c'est à peine s'il peut desserrer les dents d'un centimètre, en même temps qu'il éprouve un peu de roideur dans les muscles de la nuque. On lui donne, dit-il, des boissons chaudes et une potion avec de l'opium. Le 30, le trismus est complet. Le malade est envoyé au collége catholique.

Voici les phénomènes qu'il présente le 30 janvier : son cou et sa tête sont fortement renversés en arrière. Les sterno-mastoïdiens et les masseters sont très-contracturés, les mâchoires très-serrées. Il a de temps en temps quelques spasmes ; le plus léger attouchement suffit pour les provoquer. Le malade éprouve une douleur vague dans le membre blessé. Potion avec 4 gr. d'hydrate de chloral.

Le lendemain, les spasmes ont cessé, mais le trismus persiste. Potion avec 5 gr. d'hydrate de chloral.

Les jours suivants, comme le trismus persiste toujours, la dose de chloral est successivement portée à 6, à 7 et à 8 grammes. Sous l'influence de ce médicament, les phénomènes tétaniques s'amendent très-vite, de telle sorte que la guérison semble assurée. La potion de chloral est supprimée à deux ou trois reprises, et chaque fois le trismus qui avait cessé reparaît. On continue alors la potion de 8 gr. d'hydrate de chloral jusqu'au 25 février, époque où la guérison est tout à fait certaine.

Cette observation est, je l'avoue, très-incomplète. N'ayant pu voir le malade que lorsqu'il était à peu près guéri, j'ai dû m'en tenir à ce qu'il m'a dit et aux renseignements qu'a bien voulu me donner M. Delune. Mais elle montre néanmoins, ainsi que l'observation précédente, les bons effets de l'hydrate de chloral contre le tétanos. Dans les deux cas, ni l'opium ni les sudorifiques n'ont eu de l'efficacité. Le chloral, au contraire, a tout de suite agi d'une manière favorable. Quand on l'a suspendu, les accidents tétaniques ont reparu pour céder de nouveau à la reprise du médicament.

OBSERVATION V.

Coup de feu en seton de la partie antérieure de la poitrine. — Tétanos — Injection hypodermique du chloral. — Mort. (1).

B. L..., mobile de l'Aveyron, 2e bataillon, 1re compagnie, est atteint d'un coup de feu à la bataille de Pouilly. La balle a pénétré sur le côté droit de la poitrine, au niveau de la septième côte, en glissant sur la face externe de cet os; elle parcourut ainsi un long trajet pour venir ressortir sur le côté presque au point symétrique.

Le 2 février, je vois le blessé, pour la première fois, à la caserne des Capucins de Dijon. L'état de la plaie n'a rien qui doive attirer plus spécialement notre attention ; mais depuis la soirée d'hier, le malade accuse de la difficulté pour ouvrir la bouche, et cette difficulté n'a fait qu'augmenter pendant la nuit et pendant la matinée. Au moment de mon examen, l'écartement des mâchoires n'est guère possible au delà de 0,02 centimètres.

En face de ces symptômes, je n'hésite pas à employer le chloral intus et extrà. Je prescris au blessé la potion suivante :

Eau de tilleul	80 gr.
Sirop des quatre fruits..................	40 gr.
Hydrate de chloral.................... ..	4 gr.

à prendre dans la journée.

Séance tenante, je fais à la région parotidienne droite une injection hypodermique de 1 gr. de chloral. Le soir, de quatre à cinq heures, je répète la même injection, à la même dose, sur la région parotidienne gauche.

Le 3 février, je ne constate aucune rémission. Bien loin de là, les muscles de la nuque se prennent et l'écartement des mâchoires est plus difficile encore que la veille. Les points sur lesquels ont porté les injections sont le siége d'une inflammation phlegmoneuse circonscrite. Je fais alors au niveau

(1) Due à l'obligeance du docteur Christôt.

du bord postérieur du sterno-mastoïdien, sur le côté droit du cou, une troisième injection hypodermique au même titre que les précédentes. Le soir, quatrième injection sur la moitié gauche du cou. La potion est continuée, et je me suis assuré que celle d'hier avait été complètement prise. La même médication est continuée avec persévérance jusqu'au 6 février, sans que nous ayons constaté le moindre ralentissement dans la marche des symptômes. Le malade succombe dans la journée du 7 février.

8 grammes de chloral avaient été administrés par la méthode hypodermique, 12 grammes environ par les voies digestives. Le blessé avait donc absorbé une vingtaine de grammes de chloral, sans que la complication qui l'a emporté en ait été le moins du monde influencée.

OBSERVATION VI

Coup de feu au tiers inférieur de la cuisse. — Lésion de l'artère fémorale. — Anévrisme traumatique. — Gangrène du membre inférieur. — Tétanos. — Administration du chloral sans résultat. — Mort (1).

P. Louis, franc-tireur des Vosges, reçoit, à la bataille de Talant, un coup de feu dans la cuisse droite, à la réunion du tiers inférieur avec le tiers moyen. Au moment de la blessure, hémorrhagie abondante qui n'entraîne cependant pas perte de connaissance complète du blessé.

Il m'est du reste très-difficile d'avoir des renseignements précis, à part celui que je viens de donner, sur les accidents immédiats et consécutifs, les médecins garibaldiens qui soignaient le blessé, l'ayant quitté la veille du jour où je le vis pour la première fois.

Le 2 février, l'état du malade était le suivant : gangrène sèche, étendue à toute la jambe jusqu'au-dessus de l'articulation du genou, cercle d'élimination assez nettement tracé, suppuration abondante à ce niveau. Le pied et les deux tiers inférieurs de la jambe sont à peu près mortifiés. Le projectile a

(1) Due à l'obligeance du docteur Christôt.

pénétré d'avant en arrière. Les deux orifices sont presque sur le même diamètre oblique antéro-postérieur. L'os n'est point intéressé. En examinant le membre un peu plus attentivement, je ne tarde pas à apercevoir des battements insolites à la partie interne, un peu au-dessus du cercle d'élimination. A la palpation, tumeur circonscrite pouvant avoir le diamètre d'un gros œuf de dinde, située sur le trajet de l'artère fémorale. Elle est pulsatile, et l'application de la main permet de constater une expansion anévrismale très-forte. Le bruit du souffle systolique n'est pas moins prononcé que l'expansion. Le cas est classique. La compression de la fémorale fait cesser l'expansion et le bruit du souffle, mais la tumeur ne s'affaisse que partiellement. La crainte de déplacer les caillots me fait ménager beaucoup la poche. Je peux toutefois me convaincre par le toucher que des caillots même assez résistants s'y sont déjà formés.

L'état général est grave. Le malade est profondément anémié ; tout ébranlement opératoire me paraît devoir être funeste avec une faiblesse aussi grande. Je songe tout d'abord à sortir le blessé de l'horrible grenier où le malheureux a été placé avec vingt-cinq de ses camarades. Je veux, avant d'agir, le mettre dans des conditions hygiéniques convenables, relever les forces par un traitement tonique et une alimentation suffisante, dont le blessé a manqué depuis plusieurs jours. Quant à l'indication opératoire, elle ne saurait être indécise, surtout avec une zone d'élimination bien établie : l'amputation de la cuisse est la seule ressource à offrir au blessé.

Je fais préparer tout ce qui est nécessaire au transport de ce malheureux, tenant à ne rien négliger pour que ce transport puisse se faire sans secousse et sans douleur.

Dans la soirée du 2, le blessé se plaint de roideur dans ses mouvements de la bouche ; l'écartement des maxillaires se fait cependant comme à l'état normal ou à peu près, et je n'aurais sans doute pas eu beaucoup d'appréhension, si, le même jour, le blessé de la précédente observation ne m'eût présenté ces phénomènes de trismus bien accusés.

Le 3 février au matin, le doute n'est plus permis. L'écartement des mâchoires est beaucoup plus difficile et le malade accuse déjà de la roideur dans les muscles de la nuque.

Une potion avec 7 grammes de chloral est administrée dans la journée, malgré la répugnance très-grande manifestée par le blessé.

Le 4 février, nous constatons de l'aggravation dans l'état du blessé. Le trismus et l'opisthotonos des muscles de la nuque sont beaucoup plus accusés. Les muscles dorsaux commencent à se prendre. Il n'y a pas d'embarras de la respiration. La déglutition est encore possible. Les liquides sont ingérés sans trop de difficulté.

La même potion qu'hier est prescrite et administrée par un de nos infirmiers. Toutefois la répugnance du malade est telle que la moitié du médicament peut seulement être donnée.

La mort arrive dans la nuit du 4 au 5 février.

Cette terminaison si brusque me surprend. J'en trouve la cause à l'autopsie. La poche anévrismale s'est rompue, et du sang coagulé d'un rouge artériel (300 ou 400 gr. environ) entoure le membre malade. Les contractures tétaniques de la cuisse ont été, à n'en pas douter, la cause de cette rupture.

Dans ce second cas, comme dans le premier, le chloral n'a eu aucune influence sur la marche des accidents.

Ces deux cas de tétanos et l'insuccès complet du chloral demandent quelques détails complémentaires. — Le tétanos reconnaît trois origines : 1° une excitation périphérique (c'est le cas le plus fréquent) ; 2° une excitation médullaire directe (tétanos produit expérimentalement par la galvanisation de la moelle) ; 3° une cause infectieuse. La nature humorale de certaines formes de tétanos encore mal déterminées a été acceptée et soutenue par Roser et Billroth. Beaucoup de pathologistes se refusent à l'admettre. Les cas que je viens de rapporter tendraient cependant à le faire croire.

Les deux blessés ont été pris de cette terrible complication à un jour près. Ils étaient dans la même salle, si l'on peut appeler salle un infect galetas où vingt blessés avaient été entassés, sans jour, sans lumière, avec une alimentation tout à fait insuffisante. La majeure partie n'avait pas été pansée depuis trois jours. Enfin, chose très-importante, malgré des recommandations éclairées, le parquet de la pièce qui servait de chambre avant la guerre, avait été lavé la veille du jour où le tétanos atteignit les blessés.

Ne sont-ce pas des considérations propres à faire admettre comme vraie dans ces deux cas l'hypothèse de Roser et Billroth? Cette nature infectieuse de la maladie n'expliquerait-elle pas dès lors l'insuccès d'un médicament qui a déjà fait ses preuves dans la thérapeutique du tétanos?

OBSERVATION VII.

Cancer de la langue. — Adenite cervicale très-douloureuse. — Application externe du chloral. — Injections hypodermiques de ce médicament.— Soulagement marqué de la douleur (1).

C. A., âgé de 69 ans, entre le 7 octobre 1869 à l'Hôtel-Dieu de Lyon, salle Saint-Louis, n° 39, service de M. Létiévant.

Le malade est atteint d'un cancer de la langue ayant débuté, il y a six mois, par des ulcérations sur le bord droit, près de la pointe, attribuées par lui à l'usage répété d'une pipe à court tuyau.

Le cancer occupe actuellement les trois quarts antérieurs de la langue ; sa surface est ulcérée. Il s'accompagne d'une adénite cervico-latérale droite volumineuse, proéminente à l'extérieur et un peu à l'intérieur, en arrière des piliers. Il y a un peu de dysphagie. Cette adénite est, depuis l'entrée du malade à l'hôpital, le siége de douleurs lancinantes interdisant tout sommeil; douleurs telles, que le malade réclame « la mort comme soulagement ».

L'opium est successivement administré intus et extrà sous différentes formes. L'extrait thébaïque est porté jusqu'à la dose de 0g10 infructueusement.

Le 15 décembre, je fais une solution de chloral ainsi composée :

Hydrate de chloral	15 grammes.
Eau distillée.........................	90 —

J'imbibe un petit gâteau de charpie de cette solution, en employant environ le quart de la solution ; je le recouvre d'un morceau de taffetas ciré, puis je fixe le tout par une bande.

Le malade n'éprouve qu'un sentiment de fraîcheur avec prurit léger. Ce pansement est refait à la visite du soir.

Le lendemain le malade me remercie avec effusion. Deux heures après l'application, les douleurs étaient devenues supportables, et le malade a pu dormir six heures consécutives, ce qui ne lui était pas arrivé, dit-il, depuis longtemps.

(1) Due à l'obligeance de M. Cartaz, interne des hôpitaux de Lyon.

Ce pansement est répété journellement. Après une dizaine de jours, le soulagement devient moins marqué et les douleurs reprennent leur caractère lancinant.

Je fais alors dans la tumeur une injection hypodermique de 0g50 d'hydrate de chloral : soulagement rapide et amenant le sommeil.

Une seconde injection est pratiquée le lendemain : même résultat.

Le 7 janvier 1870, le malade est pris d'hémorrhagie intense qu'on arrête à grand'peine. Il tombe dans l'adynamie, l'affaissement le plus complet, et meurt le 9 janvier 1870.

Cette observation montre que le chloral peut être utilement employé à l'extérieur, soit en solution, soit en pommade.

OBSERVATION VIII

Chancre phagédénique de la verge. — Névralgies inguino-crurales. — Guérison de ces névralgies par deux injections hypodermiques d'hydrate de chloral (1).

F. E., âgé de 44 ans, né à Arbomont (Belgique), entre le 24 juin 1871, salle Saint-Michel, n° 7, service des vénériens de l'Antiquaille de Lyon.

Le début du chancre remonte à trois mois. Il a été contracté en Prusse, à Berlin, où le malade était prisonnier de guerre.

Pendant un mois, le chancre est resté à peu près stationnaire; les médecins allemands le faisaient panser avec du vin aromatique.

Le malade s'est évadé du camp et a eu, depuis ce moment, à supporter de nombreuses privations et des marches pénibles. Sous l'influence de ces fatigues et du manque de soins, le chancre a pris la forme phagédénique. Actuellement, on trouve un vaste chancre mesurant 0m08 de large sur 0m07 de hauteur qui a envahi les 3/4 de la circonférence de la verge et qui donne une suppuration sanieuse extrêmement fétide.

Depuis quelques jours, douleurs très-vives à la verge, dans le scrotum, s'irradiant le long du cordon et à la partie interne de la cuisse. Potion calmante; pansement au camphre.

1er juillet. — Les douleurs persistent avec une grande intensité, avec mêmes

(1) Due à l'obligeance de M. Cartaz, interne des hôpitaux de Lyon.

irradiations le long du cordon et sur le trajet des nerfs cruraux ; insomnie complète, malgré l'emploi de l'opium. Je fais une injection hypodermique à la partie moyenne de la cuisse, face externe, avec 0g60 d'hydrate de chloral.

Douleurs fulgurantes intenses au niveau de la piqûre, qui persistent deux heures après l'injection.

La névralgie crurale a disparu au bout de six heures.

3 juillet. — Plus de douleurs à la cuisse ; douleurs encore le long du cordon.

2e injection, même dose, à la racine de la cuisse, un peu sur la face intérieure et interne.

Même douleurs au niveau de la piqûre immédiatement après l'injection, avec lancées fulgurantes ayant duré de deux à trois heures.

Disparition des douleurs funiculaires au bout de quatre à cinq heures.

5 juillet. Plus de douleurs dans la cuisse et le long du cordon. La surface du chancre reste seule un peu douloureuse.

12 juillet. Depuis ces deux seules injections, représentant environ 1g20 de chloral, la névralgie a complétement cessé. Actuellement le chancre est en voie de disparition, et l'on peut considérer sa guérison comme certaine.

OBSERVATION IX.

Plaie de tête, délire nerveux. — Traitement par le chloral. — Guérison.

R. J. âgé de 56 ans, concierge à Lyon, entre le 12 avril 1871 à l'Hôtel-Dieu de Lyon, salle Saint-Saderdos, n° 42, dans le service de M. Ollier.

Il a fait une chute, il y a environ une heure, sur le côté droit, du haut d'une échelle de 3 mètres de longueur, sur un sol très-rocailleux. Il n'a pas complètement perdu connaissance, mais a cependant éprouvé une assez forte commotion. Il a eu besoin d'aides pour se relever.

Un examen attentif du malade ne montre aucune fracture. Du côté de la tête on trouve, au niveau de la suture des deux parietaux, une plaie elliptique, dont le grand diamètre, dirigé d'avant en arrière, mesure deux centimêtres environ. Mais cette plaie est superficielle ; les os ne sont point dénudés. Le malade répond bien aux questions qu'on lui adresse ; ses mains tremblent un peu. Interrogé sur ses antécédents à ce sujet, il avoue avoir abusé dans le temps des alcools, mais il affirme boire très-peu depuis quelque temps. Il existe une contusion au niveau de l'épaule droite, et une autre au niveau du sacrum. Pansement avec des compresses imbibées d'eau blanche.

14 avril. — Grande excitation ; ses yeux sont brillants et animés, le regard est fixe, le visage coloré, chaud, couvert de sueurs. Les artères temporales battent fortement. Il parle avec une grande volubilité, mais ses idées manquent de cohérence. Il veut se lever ; on est obligé de lui mettre la camisole de force. Le pouls bat 120 fois par minute. Sa température est de 39°. On lui donne une potion avec 3 grammes d'hydrate de chloral.

15 avril. — Le malade est plongé dans une grande somnolence ; ses yeux sont moins vifs, sa face moins congestionnée, sa parole beaucoup moins brève : pouls 112, température 38°. Même potion.

Soir. —Le mieux continue; le malade répond assez bien aux questions qu'on lui adresse : pouls 116, température 39°.

16 avril. — La nuit a été calme ; il n'a pas dérangé ses voisins de lit. On constate un commencement d'ecchymose palpébrale. Il n'y a jamais eu d'écoulement sanguin par les oreilles. Le pouls bat 110 fois par minute ; la température est de 39°. On continue encore la potion de chloral deux ou trois jours. Mais les phénomènes nerveux ayant complètement cessé le 19 avril, on la supprime.

Le 1er mai, le malade sort complétement guéri, et de sa plaie de tête et de son délire.

FIN.

Vu, permis d'imprimer :
Le Président-Censeur,
ROUGET.

Permis d'imprimer :
Le Recteur de l'Académie,
Al. DONNÉ.

QUESTIONS TIRÉES AU SORT

AUXQUELLES LE CANDIDAT RÉPONDRA VERBALEMENT

(Arrêté du 22 mars 1842.)

Chimie médicale et Pharmacie.

Indiquer les procédés mis en usage pour la parfaite division du mercure dans les corps gras.

Physique médicale.

Des propriétés chimiques des courants électriques.

Botanique et Histoire naturelle médicale.

Quelles sont les parties qui constituent par leur ensemble l'embryon végétal?

Anatomie.

Organisation des sinus intra-crâniens.

Physiologie.

Apercevons-nous une commensurabilité entre le *mouvement* et la *sensibilité ?*

Pathologie et Thérapeutique générales.

Nécessité de distinguer les diverses modalités des causes.

Pathologie médicale ou interne.

Des ulcérations de l'estomac.

Pathologie chirurgicale ou externe.

Des luxations de la rotule.

Thérapeutique et matière médicale.

De la diététique au point de vue de tout ce qui est relatif au régime dans les maladies, en prenant ce dernier mot dans le sens le plus général.

Opérations et Appareils.

Des différentes méthodes de la cheïloplastie.

Médecine légale et Toxicologie.

Appréciation des moyens docimasiques proposés jusqu'à ce jour.

Hygiène.

Quelles précautions doit prendre, pour conserver sa santé, le médecin qui visite des pestiférés ?

Accouchements.

Causes du bruit de souffle chez la femme enceinte.

Clinique interne.

Le type de la fièvre sert-il à connaître la nature de celle-ci.

Clinique externe.

Des corps étrangers arrêtés dans les voies digestives.

Titre de la Thèse à soutenir.

Des effets physiologiques et des applications thérapeutiques de l'hydrate de chloral.

FACULTÉ DE MÉDECINE

Professeurs.

MM.	
BOUISSON, O. ✱, +, DOYEN.	*Opérations et appareils.*
RENÉ ✱, C. +.	*Médecine légale et Toxicologie.*
BOYER ✱.	*Pathologie externe, Clinique des maladies syphilitiques et cutanées.*
DUMAS ✱.	*Accouchements.*
FUSTER +.	*Clinique médicale.*
MARTINS, O. ✱, ++.	*Botanique et Histoire naturelle.*
DUPRÉ ✱, C. +	*Clinique médicale.*
BENOIT ✱.	*Anatomie, Clinique des maladies syphilitiques et cutanées.*
ANGLADA ✱.	*Pathologie médicale.*
COURTY ✱.	*Clinique chirurgicale.*
BÉCHAMP ✱.	*Chimie médicale et Pharmacie.*
ROUGET ✱, PRÉSIDENT.	*Physiologie.*
COMBAL ✱.	*Thérapeuthique médicale.*
FONSSAGRIVES, O. ✱ ++++.	*Hygiène.*
MOUTET.	*Clinique chirurgicale.*
CAVALIER.	*Pathologie et Thérapeutique générales.*
MOITESSIER ✱, *Exam.*	*Physique médicale.*

Agrégés en exercice.

MM.	MM.
GARIMOND.	SAINTPIERRE
JACQUEMET.	VIGNAL.
GUINIER.	BERTIN, *Examin.*
CASTAN, *Examin.*	JAUMES.
BATLLE.	GAYRAUD.
ESPAGNE.	SABATIER.
ESTOR.	SICARD.

SERMENT

En présence des Maîtres de cette Ecole, de mes chers Condisciples et devant l'effigie d'Hippocrate, je promets et je jure, au nom de l'Être Suprême, d'être fidèle aux lois de l'honneur et de la probité dans l'exercice de la Médecine. Je donnerai mes soins gratuits à l'indigent, et n'exigerai jamais un salaire au-dessus de mon travail. Admis dans l'intérieur des maisons, mes yeux ne verront pas ce qui s'y passe; ma langue taira les secrets qui me seront confiés, et mon état ne servira pas à corrompre les mœurs, ni à favoriser le crime. Respectueux et reconnaissant envers mes Maîtres, je rendrai à leurs enfants l'instruction que j'ai reçue de leurs pères.

Que les hommes m'accordent leur estime si je suis fidèle à mes promesses! Que je sois couvert d'opprobre et méprisé de mes confrères si j'y manque!

Nimes. — Typ. Clavel-Ballivet et Cie.

www.ingramcontent.com/pod-product-compliance
Ingram Content Group UK Ltd.
Pitfield, Milton Keynes, MK11 3LW, UK
UKHW031940260826
14628UKWH00004B/1753

9 782014 112337